JN227349

川島隆太教授の

携帯版 脳を鍛《きた》える大人のドリル

くもん出版

はじめに

脳の働きを向上させるために

本書は前頭前野《ぜんとうぜんや》を鍛《きた》えるために開発した『脳を鍛える大人の計算ドリル』『脳を鍛える大人の音読ドリル』のコンセプトをもとにして、いつでもどこでも脳のトレーニングを行うことができるように作った携帯版のドリルです。家庭でのトレーニングの時間がとれない方に、通勤電車の中や会社などで使用してもらうことを想定して、新たに「読み」と「暗算」の問題で構成しました。

「文字を読んだり計算をしたりして、いったい何の役に立つのか」と疑問に思われる方も多いと思います。このドリルを行う目的は、「読むこと・計算すること」の能力を上げることではなく、脳（特に前頭前野）の働きを向上させることにあります。

なぜ、前頭前野を鍛えるのか

私たち人間を人間たらしめている脳、それが前頭前野です。生物学的に人間は他の動物と何が違うのか？　この答えを脳科学に求めると「前頭前野が異常なほどまでに発達しているのが人間である」となります。

前頭前野には異なった働きをする領域があり、そこからさまざまな大切な能力が発揮されます。

社会生活と直結している能力としては、

① 他者とのコミュニケーション
② クリエーティビティ（創造性）
③ 積極性
④ 発想の転換
⑤ 複数の物事を同時に行う
⑥ 短期記憶力

などをあげることができます。

私は、これらの能力を発揮する前頭前野の領域の多くが、文字を読むことや簡単な計算を素早くすることによっても使われることに注目しました。前頭前野の神経細胞は、脳の他の場所の神経細胞と比べて非常に「柔軟《じゅうなん》」な対応力をもち、ひとつの神経細胞が多くのことをするために働くことがわかっています。したがって、読みや計算を繰り返し行い、読みや計算で働く前頭前野を鍛えれば、その場所が司《つかさど》っているその他の能力も上がると考えたのです。

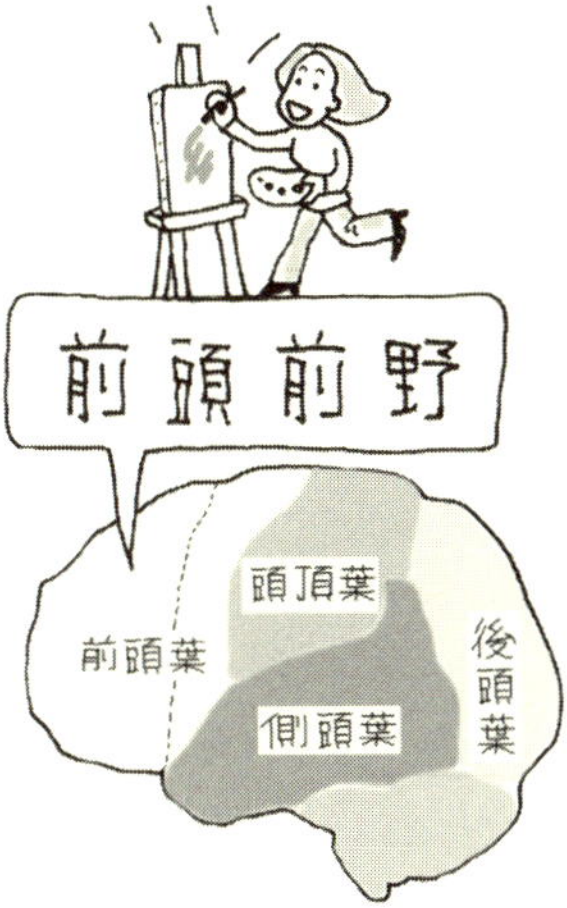

最新の脳科学の理論に裏づけされたトレーニング

私は、「文字を読むこと」や「簡単な計算をすること」が、私たちの前頭前野を含む多くの脳の領域を活性化させることを脳機能《のうきのう》イメージング研究※により発見しました。「文字を読むこと」や「簡単な計算」は誰でも簡単に行うことができ、誰がいつ行っても顕著《けんちょ》な脳の活性化が認められることから、脳を鍛えるトレーニング方法になると考えて研究を進めてきました。その結果、「読み」と「計算」には、それらを継続することにより、脳の「基礎体力」を向上させる脳のエクササイズ効果と、読みや計算を行った直後に記憶力などが向上する脳のウォーミングアップ効果の2つの効果があることを発見しました。

●脳のエクササイズ効果

次のページに単語記憶テストを載《の》せています。30語のひらがなのリストがありますので、時計かストップウォッチを用意し、2分間で何語記憶できるかやってみてください。さて何語思い出すことができたでしょうか？　20代の大学院生では平均16語思い出すことができます。別に行った心理実験の結果では、40歳では平均12語、50歳では平均10語くらい思い出すことができました。人や物の名前が出てこない、物忘れが多くなったなど、私たちは記憶力の低下によって自分の脳機能の低

※脳機能イメージング研究：人間の脳の働きを画像にして調べる研究

単語記憶テスト

次のことばを2分間でできるだけたくさん覚えましょう。その後、覚えたことばを、別の紙に2分間で書きましょう。

やすみ	さんぽ	うりば
こども	とけい	みぞれ
しぶき	たんす	ねがい
いるか	ふもと	ぼうし
きのう	おんな	けむり
ろうか	ようす	あいて
せいぎ	かてい	めばえ
はしら	ひなん	へいき
たまご	つばき	でぐち
もみじ	ちいき	わだい

下を悟《さと》ることが多いのですが、実際に40歳からの10年間で20％も記憶力が低下するのです。

　私たちが行った心理実験では、1日数分間の音読や単純計算を1ヵ月継続することによって、前述の単語記憶テストで測定した記憶力が平均12～36％増加することがわかりました。例えば、平均年齢50歳の人達がトレーニング前には10語しか思い出せなかったのが、1ヵ月後には13語思い出せるようになったのです。これは、トレーニングをしていない平均年齢40歳の人達（12語）よりも多くの単語を思い出すことができるようになったということです。記憶力に基づいた脳年齢というものを計算するとすれば、1ヵ月間のトレーニングによって脳年齢が10歳以上若返ったことになります。

　さらに、私たちはアルツハイマー型痴呆症《ちほうしょう》の患者さん達

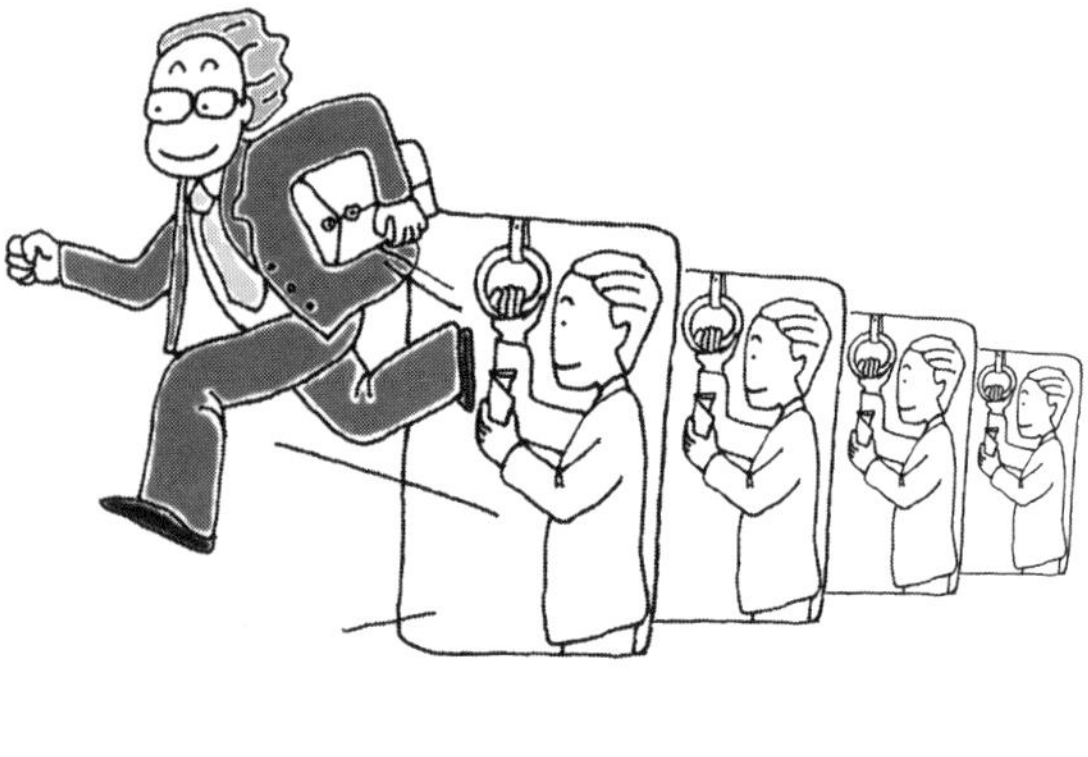

に、音読(声に出して読む)や単純計算を1日15分程度継続してやってもらうことにより、痴呆症状の進行を止め、前頭前野機能を向上させることに成功しています。音読や単純計算がアンチエージング(抗加齢《こうかれい》)や抗痴呆の「特効薬《とっこうやく》」として脳に働くのです。

●脳のウォーミングアップ効果

別の心理実験では、2分間の音読や単純計算を行うことによって、その直後に短期記憶力が何もしない場合と比較して16~22%、空間認知力《くうかんにんちりょく》も10~26%向上することを発見しました。スポーツを行う前に準備運動をするのと同じような効果が得られたのです。これは例えば、試験勉強の前に音読や単純計算を用いた脳のウォーミングアップを行うことによって、記憶力が向上し勉強の効率があがることを示唆しています。

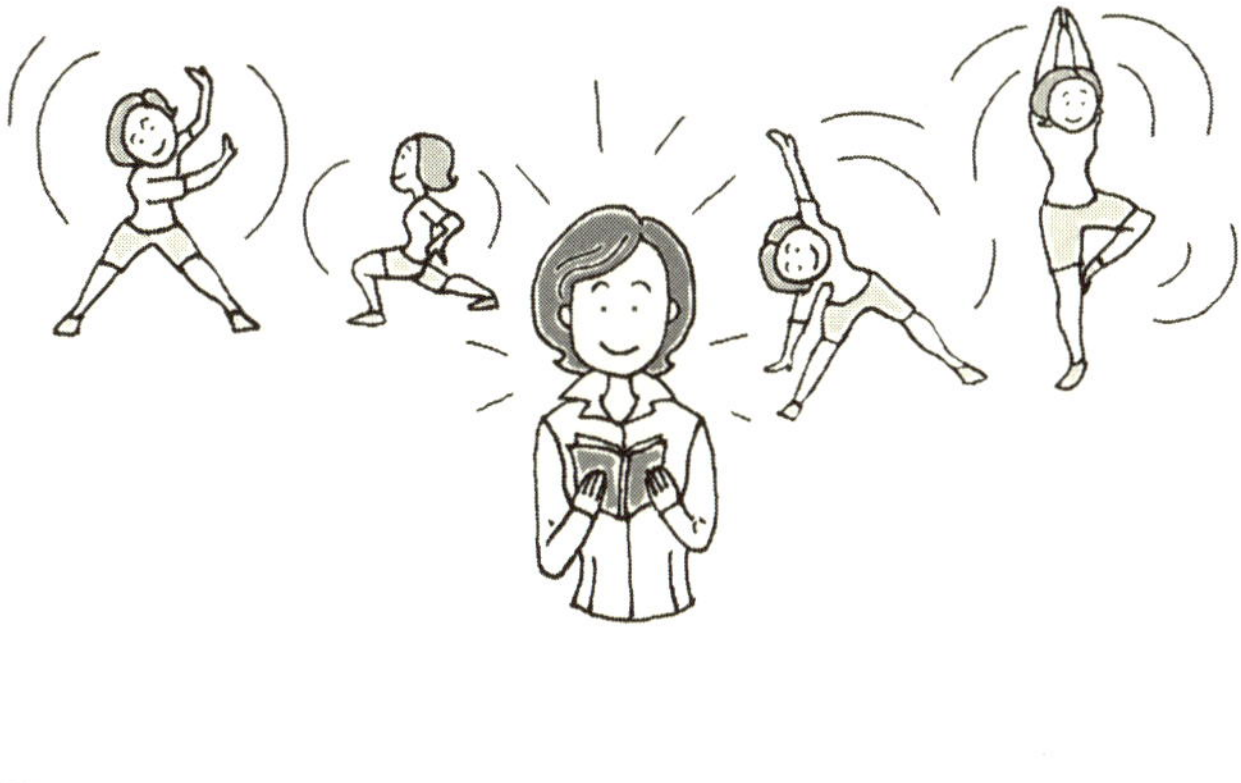

このドリルの特徴

このドリルは、1回分が「暗算」と「読み」の2つの課題により構成されています。

「暗算」では、簡単な問題をできるだけ速く解くことが、脳を活性化し鍛えるコツになります。通勤電車内など書くことができない場所での使用を考慮《こうりょ》し、1つ1つの計算の答えを書かずに暗算を繰り返し、答えを導き出す問題を用意しました。既刊の『脳を鍛える大人の計算ドリル』と比べると、頭の中で何度も連続して計算しなくてはならず、問題を解くために短期記憶力を使わなくてはいけないように工夫してあります。これにより問題の難易度《なんいど》は少し高くなりますが、より前頭前野を使い、鍛えることができます。

「読み」では、人前で声を出すことができない場所(電車内や会社内)などでの使用を考え、黙読《もくどく》でも前頭前野を効率的に活性化できるように、古典を中心に作品を選びました。ごく最近の研究で古典を黙読しているときには、現代文を黙読する場合と比較して、特に左脳の前頭前野がより活性化することを発見したからです。どの作品も有名な文章なので、雑学《ざつがく》として日常生活の中で役立てることができると思います。音読できる環境《かんきょう》であれば、現代文や古典を音読することが理想ですが、黙読でも十分に脳を活性化できるようにしました。

このドリルの使い方

このドリルは、使用目的によって、次の2つの使い方ができます。

●脳のアンチエージングトレーニング

脳の「基礎体力」を維持《いじ》もしくは向上させるトレーニングです。1日1回分（「暗算」と「読み」をセットで）約5分間のトレーニングを毎日行います。毎日することが肝心《かんじん》です。朝の通勤・通学の車内などで行って下さい。人間の脳は朝に最もよく働きます。朝の通勤・通学の時間は、脳のトレーニングに最適な時間帯です。少しの努力で大きな効果が期待できます。

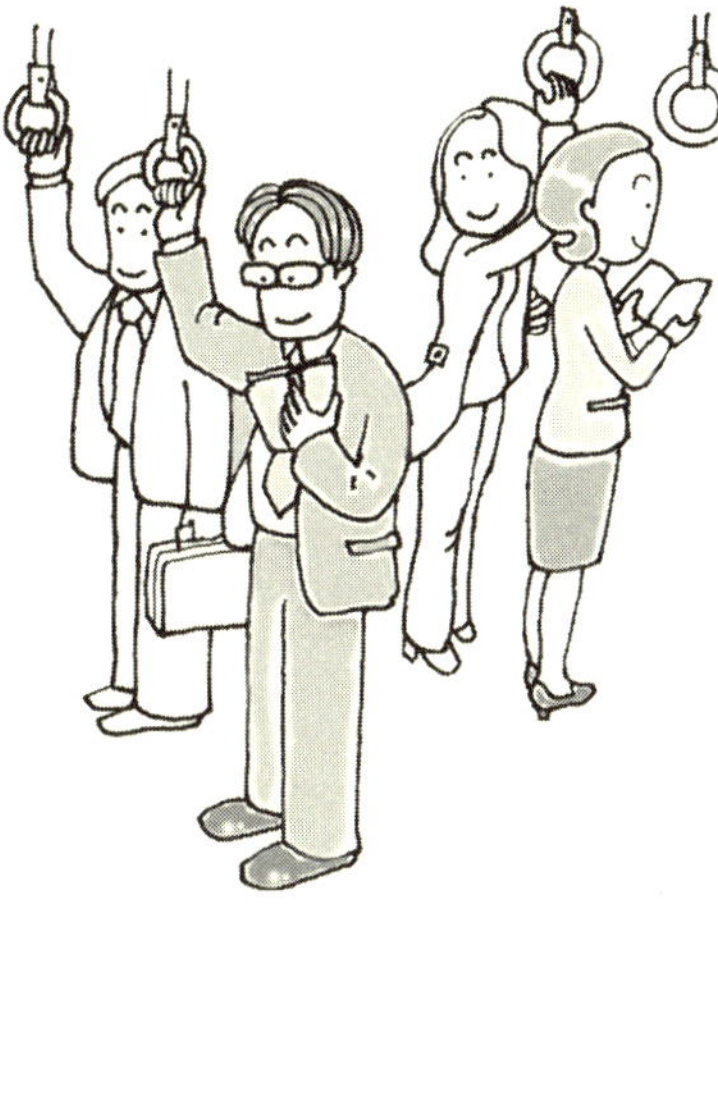

●脳のウォーミングアップトレーニング

数分間の全脳運動《ぜんのううんどう》により、自分の前頭前野の潜《せん》在《ざい》能力《のうりょく》を引き出すトレーニングです。時間がない場合は、「暗算」、「読み」のどちらか一方のトレーニングでもよいでしょう。仕事や勉強の直前に行って下さい。始業前・昼食後に行えば、眠気が吹きとび、集中力が増します。また、効率的な作業や勉強を行うためにも使って下さい。大切な会議やプレゼンテーションの前に行うのも効果的です。集中力を増すだけではなく、さまざまな難問に臨《りん》機応変《きおうへん》に対処《たいしょ》するために必要な判断力や処理能力なども向上するでしょう。また、試験勉強をはじめる前に行えば、記憶力が増強されますのでより多くのことを覚えることができるでしょう。

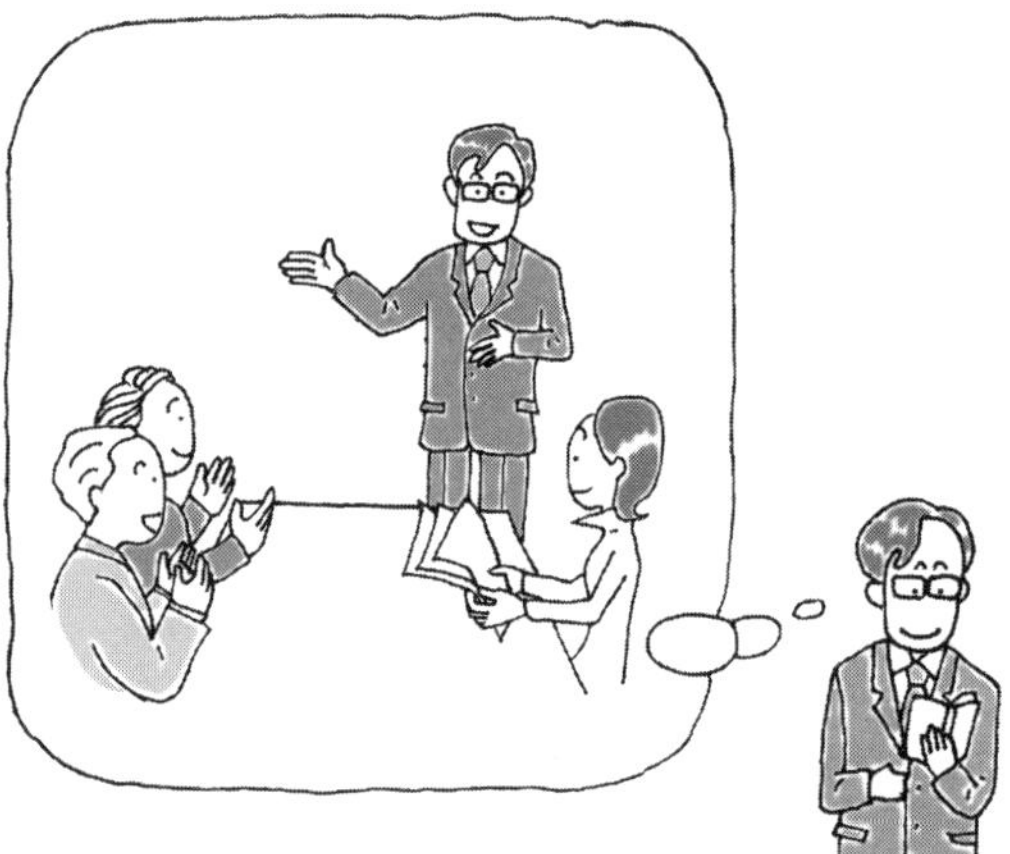

トレーニングの方法

●暗算

次ページの【例】のように、となりどうしの数字を順に**暗算**で計算していき、□の答えを求めます。計算は速くやると、より脳が活性化しますので、できる限り速く計算するとよいでしょう。

計算は暗算で行いますので、【例】にある色の薄い数字の答えは**書き込みません**。1つ1つの計算で求めた答えを頭の中で唱えながら、計算を続けるのがコツです。

例えば、【例】の〈たし算だけの計算〉では

「2たす5は7、5たす6は11、6たす3は9で、7と11と9、7たす11は18、11たす9は20、18と20、18たす20は38」と行います。

計算のレベルは回を追うごとに徐々に難しくなるようになっています。もし、計算をしていて、難しくてやる気が出ない場合には、初めの易しい方にもどりましょう。また、30回目にはチャレンジ問題として難しい問題を用意しました。トレーニングを続けていく目標にしてもらえればと思います。

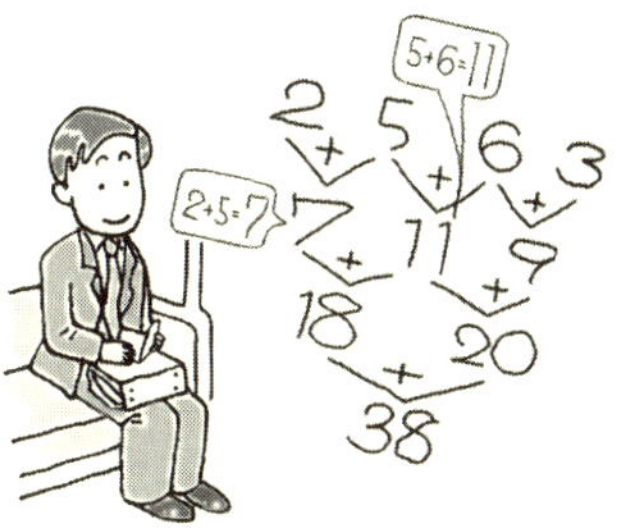

【例】

〈ひき算だけの計算〉

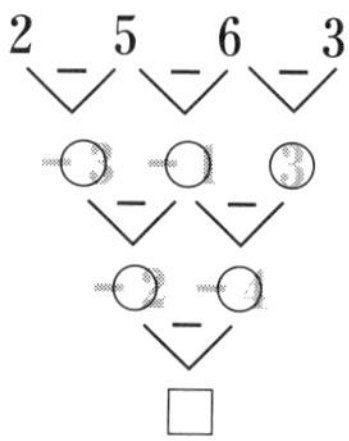

2

〈たし算だけの計算〉

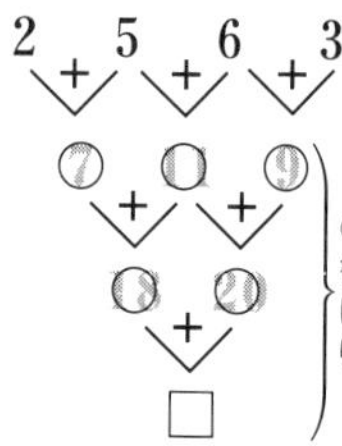

○や□には書き込まずに暗算でやりましょう。

38

〈数字だけのたし算〉

計算を示してはいませんが、〈たし算だけの計算〉のように、順にたし算をしていきます。

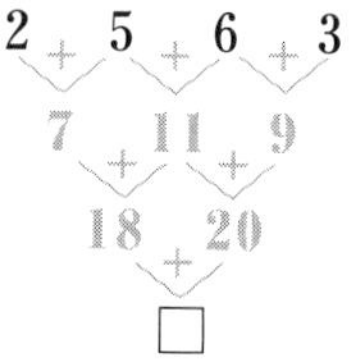

38

〈たし算とひき算が混じった計算〉

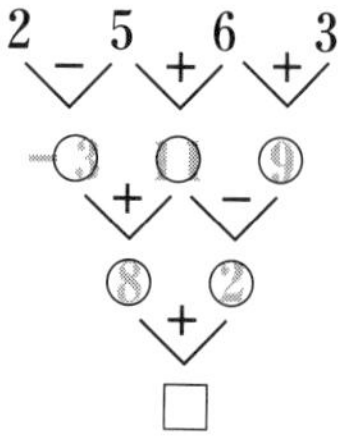

10

〈マイナスの計算〉

ひく数字がマイナスの数(負の数)になったときは、以下のように計算をします。次の練習をしてみましょう。

$1-(-2)=1+2=3$

$1+(-2)=1-2=-1$

$-1-(-2)=-1+2=1$

$-1+(-2)=-1-2=-3$

《練習》

① $3-(-2)=$

② $-2+(-4)=$

③ $-5-(-3)=$

④ $4+(-1)=$

《練習》の答え　①5②−6③−2④3

●読み

課題の文章を黙読《もくどく》していきます。黙読では、読む速さが速いほど、脳（前頭前野）は活性化します。トレーニングでは、できるだけ速く読みましょう。内容を味わいたい場合は、2回目以降、自分のペースで楽しみながらじっくり読んでください。

●短期記憶テスト

巻末に、短期記憶テストを付録としてつけてあります。英数字や記号を2分間でいくつ覚えられるかを試すものです。現在の脳（前頭前野）の働き具合をチェックする指標として使ってください。次ページにやり方を示しています。まず、本書のトレーニングを始める前にテストを1回行い、その後は5回分のトレーニングをするたびにテストを行ってください。定期的に行うと、脳の働き具合の変化がみられるでしょう。

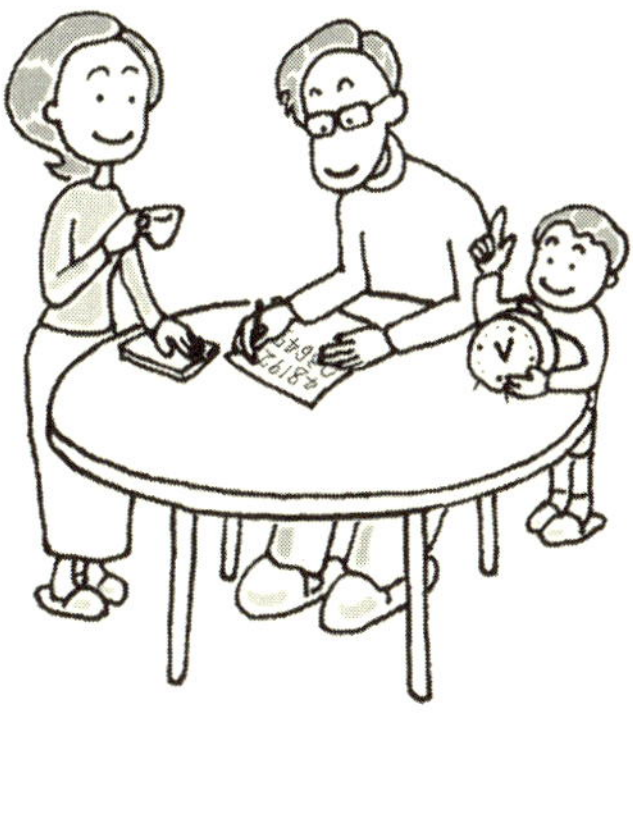

●短期記憶テストのやり方

この短期記憶テストは現在の脳（前頭前野）の働き具合をチェックするものです。同じ条件（時間や場所）の下で行うと、脳の働きの変化がわかりやすくなるでしょう。

テストには、数字とアルファベットの組み合わせを覚えるもの（Ⅰ）と、☆や○の記号の組み合わせを覚えるもの（Ⅱ）との2種類があります。まず数字とアルファベットの方から、2分間でできる限り頭から順に覚えてください。2分たったら、覚えたものを順に別の紙に書きます。同じように☆や○の記号の方も行います。

答えを途中で間違えたら、記録は正しく答えられたところまでです。途中が抜けたり、間違えていたら、その後が正しくても正解とはしません。

時間がないようであれば、Ⅰ、Ⅱのどちらか一方を行うだけでもよいでしょう。

短期記憶テスト　トレーニングを始める前に

Ⅰ　次の数字やアルファベットを左から順に２分間でできる限り覚えましょう。２分たったら、別の紙に覚えた数字やアルファベットを順番に書きましょう。

7vr52e4pg52tw03s14f8b59kug92s93d7ry6c5zb

覚えた文字の個数＿＿＿＿＿＿個

Ⅱ　次の記号を左から順に２分間でできる限り覚えましょう。２分たったら、別の紙に覚えた記号を順番に書きましょう。

◎△○□◇○☆▽☆△◎◇▽○☆□△○◇▽○△◎□☆○△☆◎▽○◇○□△□☆▽◎□

覚えた記号の個数＿＿＿＿＿＿個

暗算 1

となりどうしの数字をたしていき、□にあてはまる数字を暗算で求めましょう。

①

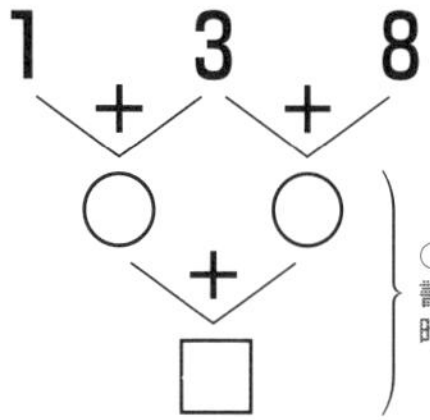

○や□には
書き込まずに
暗算でやりましょう。

②

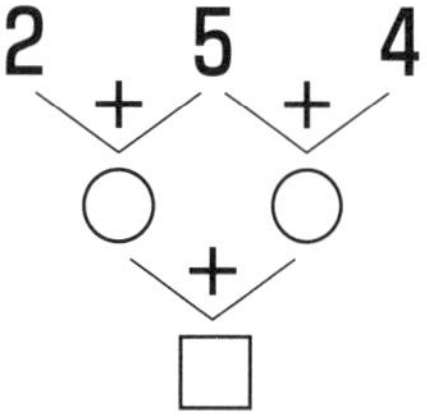

③

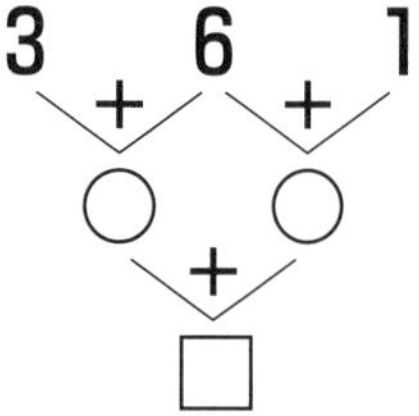

④

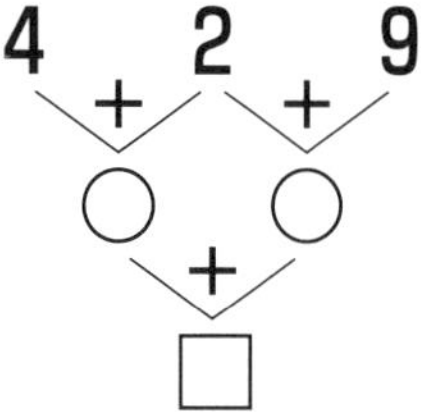

⑤

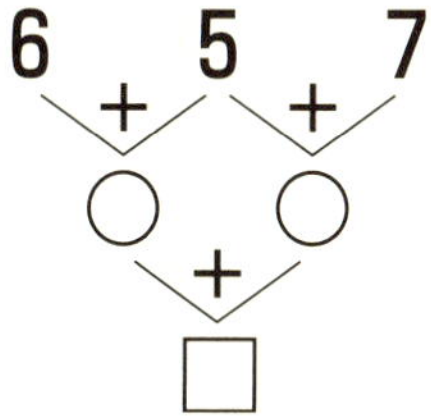

⑥

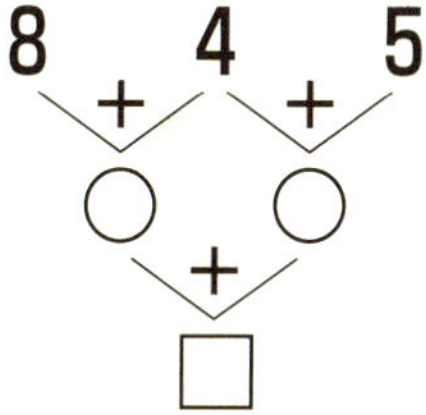

⑦

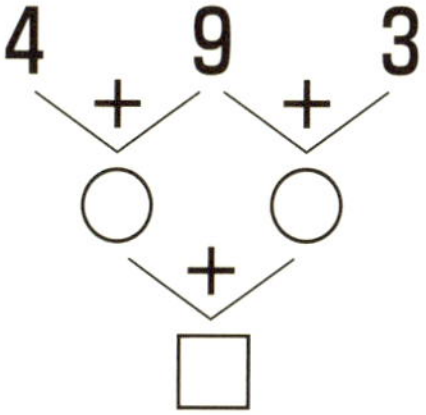

⑧

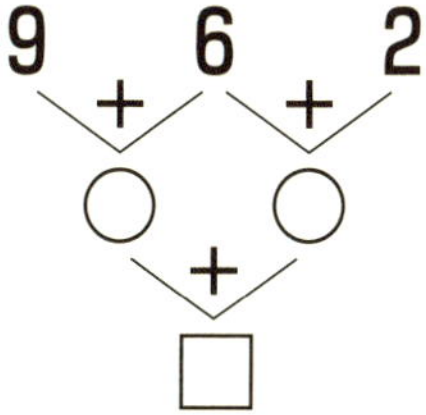

答えは19ページ

読み 1

できる限り速く読みましょう。

養生訓《ようじょうくん》 ——長命《ちょうめい》は、万福《まんぷく》の根本《こんぽん》

貝原益軒《かいばらえきけん》

人《ひと》の身《み》は父母《ふぼ》を本《もと》とし、天地《てんち》を初《はじ》めとす。天地父母《てんちふぼ》のめぐみをうけて生《う》まれ、又養《またやしな》はれたるわ《わ》が身《み》なれば、わが私《わたくし》の物《もの》にあらず。天地《てんち》のみたまもの、父母《ふぼ》の残《のこ》せる身《み》なれば、つつしんでよく養《やしな》ひ《い》て、そこなひ《い》やぶらず、天年《てんねん》を長《なが》くたもつべし。是天地父《これてんちふ》母《ぼ》につかへ《え》奉《たてまつ》る孝《こう》の本也《もとなり》。身《み》を失《うしな》ひ《い》ては、仕《つこう》ふべきや《よ》うなし。わが身《み》の内《うち》、少《しょう》なる皮《かわ》はだへ《え》、髪《かみ》の毛《け》だにも、父母《ふぼ》にうけたれば、みだりにそこなひ《い》やぶるは不孝《ふこう》なり。況《いわんや》大《だい》なる身命《しんめい》を、わが私《わたくし》の物《もの》として慎《つつし》まず、飲食《いんしょく》・色欲《しきよく》を恣《ほしいまま》にし、元気《げんき》をそこなひ《い》病《やまい》を求《もと》め、生《う》まれ付《つ》きたる天年《てんねん》を短《みじか》くして、早《はや》く身命《しんめい》を失《うしな》ふ《う》事《こと》、天地父母《てんちふぼ》へ不孝《ふこう》のいたり、愚《おろ》かなる哉《かな》。人《ひと》となりて此世《このよ》に生《い》きては、ひとへ《え》に父母天地《ふぼてんち》に孝《こう》をつくし、人倫《じんりん》の道《みち》を行《おこな》ひ《い》、義理《ぎり》にしたがひ《い》て、なるべき程《ほど》は寿福《じゅふく》をうけ、久《ひさ》しく世《よ》にながらへ《え》て、喜《よろこ》び楽《たの》しみをなさん事《こと》、誠《まこと》に人《ひと》の各《おのおの》願《ねが》ふ《う》処《ところ》ならずや。此如《かくのごと》くならむ《ん》事《こと》をねがは《わ》ば、先右《まずみぎ》の道《みち》をかんがへ《え》、養生《ようじょう》の術《すべ》をまなんで、よくわが身《み》をたもつべし。是人生第一《これじんせいだいいち》の大事《だいじ》なり。人身《じんしん》は至《いた》りて貴《たっと》くおもくして、天下四海《てんかしかい》にもかへ《え》がたき物《もの》にあらずや。然《しか》るにこれを養《やしな》ふ《う》術《すべ》をしらず、欲《よく》を恣《ほしいまま》にして、身《み》を亡《ほろ》ぼし命《いのち》をうしなふ《う》事《こと》、愚《おろ》かなる至《いた》り也《なり》。身命《しんめい》と私欲《しよく》との軽重《けいちょう》をよくおもんばかりて、日々《ひび》に一日《いちにち》を慎《つつし》み、私欲《しよく》の危《あや》ふ《う》きをおそるる事《こと》、深《ふか》き淵《ふち》にのぞむが如《ごと》く、薄《うす》き氷《こおり》をふむが如《ごと》くならば、命《いのち》ながくして、つひ《い》に殃《わざわい》なかるべし。豈楽《あにたの》しまざるべけんや。命《いのち》みじかければ、天下四海《てんかしかい》の富《とみ》を得《え》ても益《えき》なし。財《たから》の山《やま》を前《まえ》につんでも用《よう》なし。然《しか》れば、道《みち》にしたがひ《い》身《み》をたもちて、長命《ちょうめい》なるほど大《だい》なる福《さいわい》なし。故《ゆえ》に寿《いのちなが》きは、尚書《しょうしょ》に、五福《ごふく》の第一《だいいち》とす。是万福《これまんぷく》の根本《こんぽん》なり。

要約 人間の体は父母を本にして、天地のたまものなので、大切にして、天寿を保たなければならない。尊い命を自分の物と思って、飲食・色欲をほしいままにして、病気をして、早死にするのは、天地父母への不孝で、愚かなことだ。長寿になりたいなら養生の方法を学び、健康を保つことである。命と私欲の軽重を考え、日々慎み、細心の注意を払うなら、命長く、災いない。短命では富も意味はない。『尚書《しょうしょ》』にも長寿は五福の第一とある。これがすべての幸福の根本である。

参考 益軒は江戸の儒学者。医を修め、博物学にも明るかった。自らの多病をよく養生して、実証的な書も多く著した。

人倫…君臣や親子など、人と人との秩序関係。人として守るべき道。 **四海**…四方の海。世界。 **五福**…人生の五つの幸福、長寿・富・無病・徳・寿命のまっとう。

暗算1の答え ①15 ②16 ③16 ④17 ⑤23 ⑥21 ⑦25 ⑧23

暗算 2

となりどうしの数字をたしていき、□にあてはまる数字を暗算で求めましょう。

①

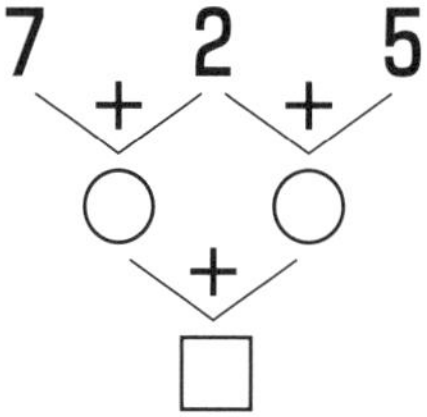

②

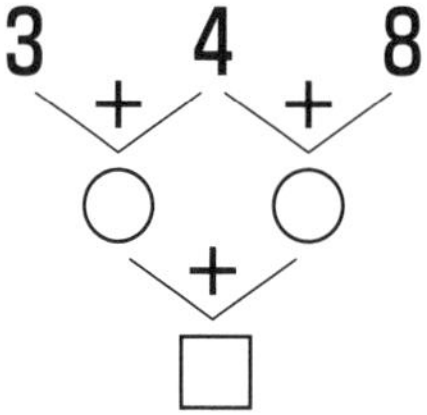

③

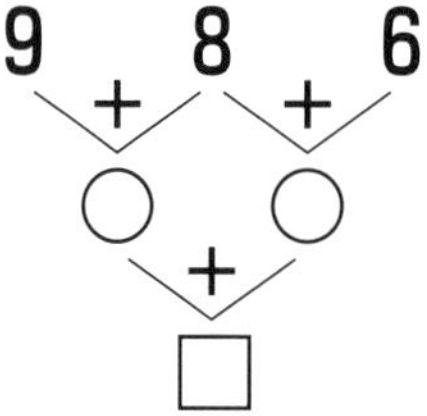

④

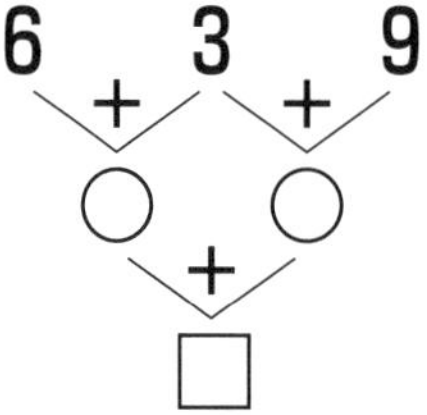

2

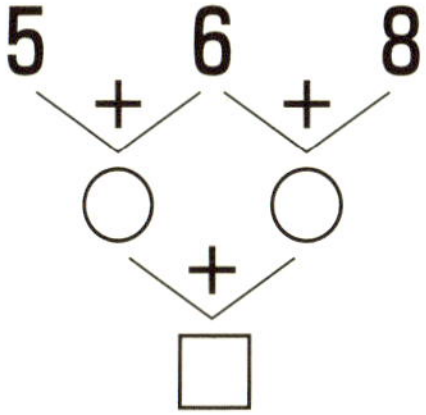

⑤

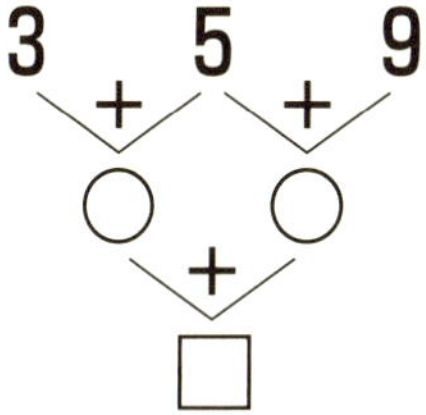

⑥

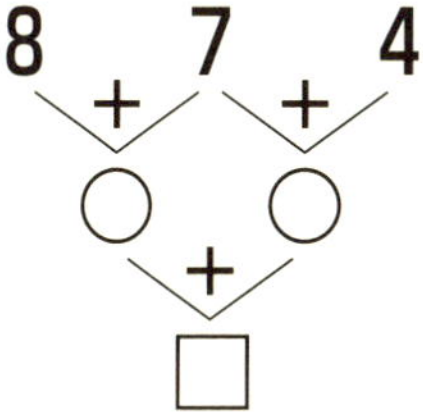

⑦

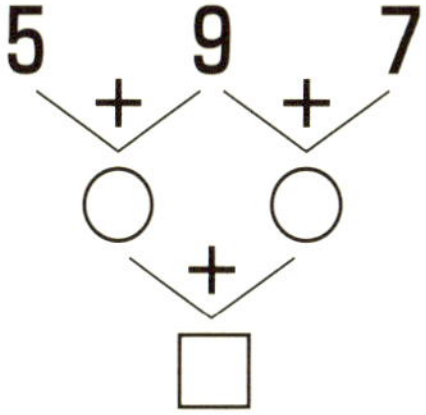

⑧

答えは23ページ

読み
2

できる限り速く読みましょう。

孫子《そんし》〈謀攻篇《ぼうこうへん》〉——彼《かれ》を知《し》り、己《おのれ》を知《し》れば、百戦殆《ひゃくせんあや》ふ《う》からず

孫武《そんぶ》

夫《そ》れ、将《しょう》とは国《くに》の輔《たす》けなり。輔《たす》け周《あまね》ければ、則《すなわ》ち、国必《くにかなら》ず強《つよ》く、輔《たす》け隙《すきま》あらば、則《すなわ》ち、国必《くにかなら》ず弱《よわ》し。

故《ゆえ》に、君《きみ》の軍《ぐん》にたいして患《うれ》ひ《い》となる所以《ゆえん》のこと三《みっ》つあり。

軍《ぐん》の以《も》つて進《すす》むべからざるを知《し》らずして、之《これ》に進《すす》めと謂《い》ふ《う》。軍《ぐん》の以《も》つて退《しりぞ》くべからざるを知《し》らずして、之《これ》に退《しりぞ》けと謂《い》ふ《う》。是《これ》を軍《ぐん》を縻《しば》ると謂《い》ふ《う》。

三軍《さんぐん》の事《こと》を知《し》らずして、三軍《さんぐん》の政《まつりごと》を同《おな》じくすれば、則《すなわ》ち、軍《ぐん》の士《し》は惑《まど》ふ《う》。三軍《さんぐん》の権《はかりごと》を知《し》らずして、三軍《さんぐん》の任《にん》を同《おな》じくすれば、則《すなわ》ち、軍《ぐん》の士《し》は疑《うたが》ふ《う》。三軍《さんぐん》、既《すで》に惑《まど》ひ《い》且《か》つ疑《うたが》へ《え》ば、則《すなわ》ち、諸侯《しょこう》の難至《なんいた》る。是《これ》を軍《ぐん》を乱《みだ》し勝《か》ちを引《うば》ふ《う》と謂《い》ふ《う》。

故《ゆえ》に、勝《か》ちを知《し》ること五《いっ》つ有《あ》り。以《も》つて戦《たたか》ふ《う》べきと、以《も》つて戦《たたか》ふ《う》べからざるを知《し》る

ものは勝《か》つ。衆寡《しゅうか》の用《よう》を識《し》るものは勝《か》つ。上下《しょうか》、欲《よく》を同じう《おなじゅう》するものは勝《か》つ。虞《ぐ》を以《も》つて不虞《ふぐ》を待《ま》つものは勝《か》つ。将《しょう》、能《のう》にして、君《きみ》、御《ぎょ》せざるものは勝《か》つ。

此《こ》の五者《ごしゃ》は、勝《か》ちを知《し》るの道《みち》なり。

故《ゆえ》に曰《いわ》はく、

「彼《かれ》を知《し》り、己《おのれ》を知《し》れば、百戦殆《ひゃくせんあやう》ふからず。彼《かれ》を知《し》らずして、己《おのれ》を知《し》るのみなれば、一《あるい》は勝《か》ち、一《あるい》は負《ま》く。彼《かれ》を知《し》らず己《おのれ》も知《し》らざれば、戦《たたか》ふたびに必《かなら》ず殆《あや》ふし。」

要約 指揮官は国を支える補佐役である。補佐役と君主の仲が良ければ国は強く、隙間があれば国は弱い。君主がしてはいけない三つのことがある。状況も分からずに軍を動かし、事態を知らないで軍政に口を出して兵を戸惑わせ、軍の指導性も知らずに一緒に指揮を行うと、兵は疑い、諸侯から攻撃を受けて自ら戦いに負ける。そこで勝つための五つの条件がある。戦うべき時を知る。兵力の多少により戦い方を知る。上と下の者の目的が同じである。備えのある者が備えのない者と戦う。指揮官が有能で、君主が制約を加えない。そこで、敵を知り自分を知る者は何度戦っても敗れない。

参考 『孫子』は中国の孫武によって書かれたと言われているが確かではない。日本の兵法にも大きな影響を与えた。

将…指揮官。 **衆寡**…多いことと少ないこと。多人数と少人数。

虞…準備をととのえること。

暗算2の答え ①16 ②19 ③31 ④21 ⑤25 ⑥22 ⑦26 ⑧30

暗算3

となりどうしの数字を左から右にひいていき、□にあてはまる数字を暗算で求めましょう。

①

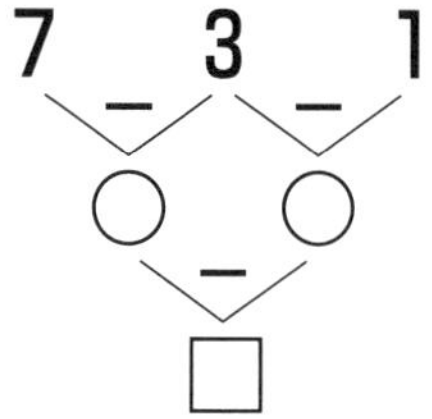

②

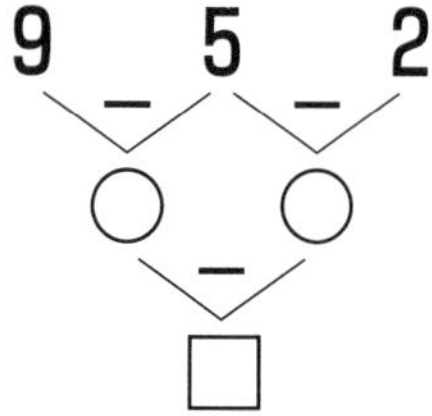

③

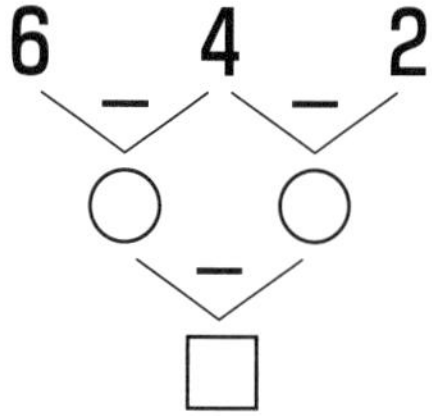

④

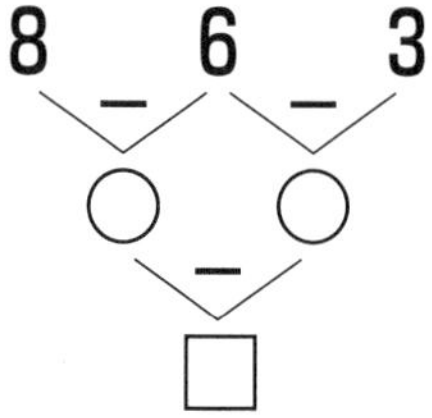

3

⑤

7 − 5 − 1

○ − ○

□

⑥

8 − 7 − 2

○ − ○

□

⑦

7 − 4 − 6

○ − ○

□

⑧

3 − 2 − 7

○ − ○

□

答えは27ページ

読み
3

できる限り速く読みましょう。

花鏡《かきょう》——初心忘《しょしんわす》るべからず

世阿弥《ぜあみ》

初心忘《しょしんわす》るべからず。

此句《このく》、三《さん》ケ条《かじょう》の口伝《くでん》在《あ》り。

是非《ぜひ》の初心忘《しょしんわす》るべからず。時々《じじ》の初心忘《しょしんわす》るべからず。老後《ろうご》の初心忘《しょしんわす》るべからず。

此三《このさん》、能々口伝《よくよくくでん》為《す》べし。

一《ひとつ》、是非《ぜひ》の初心《しょしん》を忘《わす》るべからずとは、若年《じゃくねん》の初心《しょしん》を忘《わす》れずして、身《み》に持《も》ちて在《あ》れば、老後《ろうご》にさまざまの徳《とく》あり。「前々《ぜんぜん》の非《ひ》を知《し》るを、後々《ごご》の是《ぜ》とす」と云《い》へり。「先車《せんしゃ》のくつがへ《え》す所《ところ》、後車《こうしゃ》の戒《いまし》め」と云々《うんぬん》。初心《しょしん》を忘《わす》るるは、後心《ごしん》をも忘《わす》るるにてあらずや。功成《こうな》り名遂《なと》ぐる所《ところ》は、能《のう》の上《あ》がる果也《かなり》。上《あ》がる所《ところ》を忘《わす》るるは、初心《しょしん》へかへ《え》る心《こころ》をも知《し》らず。初心《しょしん》へかへ《え》るは、能《のう》の下《さ》がる所《ところ》なるべし。然者《しかれば》、今《いま》の位《くらい》を忘《わす》れじがために、初《しょ》心《しん》を忘《わす》れじと工夫《くふう》する也《なり》。返々《かえすがえす》、初心《しょしん》を忘《わす》るれば初心《しょしん》へかへ《え》る理《ことわり》を、能々《よくよく》工夫《くふう》すべし。初心《しょしん》を忘《わす》れずは、後心《ごしん》は正《ただ》しかるべし。後心正《ごしんただ》しくは、上《あ》がる所《ところ》のわざは、下《さ》がる事《こと》あるべからず。是《これ》すなは《わ》ち、是非《ぜひ》を分《わ》かつ道理也《どうりなり》。

又《また》、若《わか》き人《ひと》は、当時《とうじ》の芸曲《げいきょく》の位《くらい》をよくよく覚《おぼ》えて、是《これ》は初心《しょしん》の分也《ぶんなり》、なを《お》なを《お》上《あ》がる重曲《じゅうきょく》を知《し》らんがために、今《いま》の初心《しょしん》を忘《わす》れじと拈弄《ねんろう》すべし。今《いま》の初心《しょしん》を忘《わす》るれば、上《あ》がる際《きわ》をも知《し》らぬによて、能《のう》は上《あ》がらぬ也《なり》。さるほどに、若《わか》き人《ひと》は、今《いま》の初心《しょしん》を忘《わす》るべからず。

要約 初心を忘れるべからず。これは「良い点も悪い点も、若い頃の未熟さを忘れてはいけない」「その時々における初心を忘れてはいけない」「老後の初心を忘れてはいけない」の三か条である。一つ目は、以前の欠点を自覚することが後のためになるということである。初心を忘れるのは、現在の芸を忘れることでもある。芸が完成するには上達した過程がある。その過程を忘れては退歩しても気づかない。今を維持するためには未熟な初心を忘れない工夫がいる。若い人は、自分の芸の未熟をわきまえ、これから上達するために今の初心を忘れないという工夫をせよ。そうでなくては上達しない。

参考 能役者で能作者の世阿弥は足利義満《あしかがよしみつ》の庇護《ひご》を受け、『風姿花伝《ふうしかでん》』『花鏡』ほか多くの演技論の書を著した。

初心…ここでは若い頃に学んだ芸や当時の力、経験などのこと。 **先車**…前の車。
後心…現在の境地。初心の対。 **重曲**…上達していく段階の芸曲。 **拈弄**…工夫する。

暗算3の答え ①2 ②1 ③0 ④−1 ⑤−2 ⑥−4 ⑦5 ⑧6

暗算 4

となりどうしの数字を左から右にひいていき、□にあてはまる数字を暗算で求めましょう。

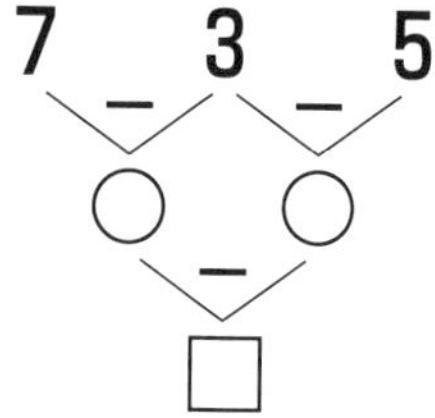

①

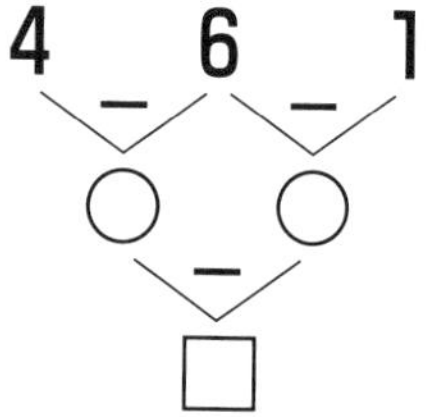

②

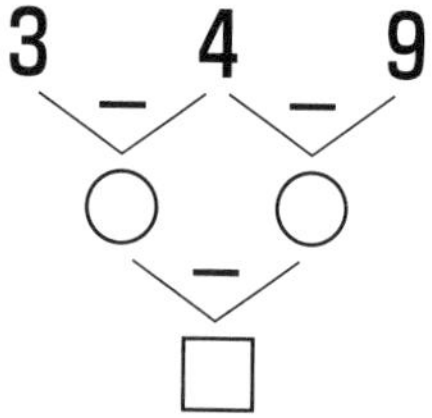

③

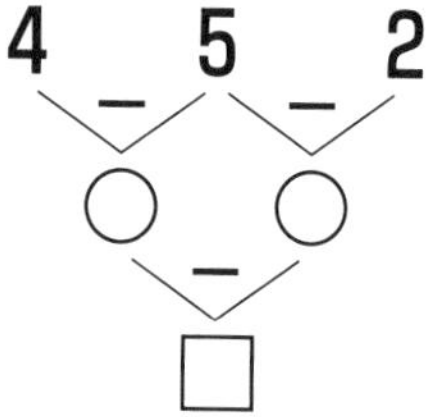

④

⑤

6 − 8 − 7

○ − ○

□

⑥

1 − 5 − 6

○ − ○

□

⑦

9 − 4 − 8

○ − ○

□

⑧

2 − 5 − 7

○ − ○

□

4

答えは31ページ

読み 4

できる限り速く読みましょう。

信長公記《しんちょうこうき》 ——桶狭間《おけはざま》の戦《たたか》い

太田牛一《おおたぎゅういち》

一《ひとつ》、今川義元沓懸《いまがわよしもとくつかけ》へ参陣《さんじん》。十八日夜《じゅうはちにちよ》に入《い》り、大高《おおたか》の城《しろ》へ兵粮《ひょうろう》入《い》れ、助《たす》け無《な》き様《よう》に、十《じゅう》九日朝《くにちあさ》、塩《しお》の満干《まんかん》を勘《かん》かへ《がえ》、取出《とりで》を払《はら》ふ《う》可《べ》き之旨《のむね》必定《ひつじょう》と相聞《あいき》こえ候《そうらい》し由《よし》、十八日《じゅうはちにち》、夕《せき》日《じつ》に及《およ》びて、佐久間大学《さくまだいがく》、織田玄蕃《おだげんば》かたより御注進申《ごちゅうしんもう》し上《あ》げ候処《そうろうところ》、其夜《そのよ》の御《おん》はなし、軍《いくさ》の行《おこない》は努々之無《ゆめゆめこれな》く、色々世間《いろいろせけん》の御雑談迄《ござつだんまで》にて、既《すで》に深更《しんこう》に及《およ》ぶ之間帰宅候《のかんきたくそうら》へ《え》と御暇《おんひま》下《くだ》さる。家老《かろう》の衆申《しゅうもう》す様《よう》、運《うん》の末《すえ》には智慧《ちえ》の鏡《かがみ》も曇《くも》るとは此節也《このふしなり》と、各嘲弄《おのおのちょうろう》して、罷《まか》り帰《かえ》られ候《そうろう》。案《あん》の如《ごと》く夜明《よあ》けかた《が》に佐久間大学《さくまだいがく》、織田玄蕃《おだげんば》かたより早《はや》、鷲津山《わしづやま》、丸根《まるね》山《やま》へ人数取《にんじゅと》りかけ候由《そうろうよし》、追々御注進之在《おいおいごちゅうしんこれあ》り。此時《このとき》、信長《のぶなが》、敦盛《あつもり》の舞《まい》を遊《あそば》し候《そうろう》。人間五《にんげんご》十年《じゅうねん》、下天《げてん》の内《うち》をくらふ《ぶ》れは《ば》、夢幻《ゆめまぼろし》の如《ごと》く也《なり》。一度生《いちどせい》を得《え》て滅《めっ》せぬ者《もの》の有《あ》るへ《べ》きかとて、螺《かい》ふけ、具足《ぐそく》よこせよと仰《おお》せられ、御物具《おんもののぐ》めされ、たちなか《が》ら御食《おんしょく》を参《まい》り、御甲《おんかぶと》をめし候《そうらい》て、御出陣成《ごしゅつじんな》さる。其時《そのとき》の御伴《おとも》には御小姓衆《おこしょうしゅう》

岩室長門守《いわむろながとのかみ》　長谷川橋介《はせがわはしすけ》　佐脇藤八《さわきとうはち》　山口飛騨守《やまぐちひだのかみ》　賀藤弥三郎《かとうやさぶろう》

是等主従六騎熱田迄三里一時《これらしゅじゅうろっきあつたまでさんりいっとき》にかけさせられ、辰剋《たつのこく》に源大夫殿宮《みなもとだゆうとのみや》のまへ《え》より東《ひがし》を御覧《ごらん》し《じ》候《そうら》へ《え》は《ば》、鷲津《わしづ》、丸根落去《まるねらっきょ》と覚《おぼ》しくて煙上《けむりのぼ》り候《そうろう》。此時《このとき》、馬上六騎雑兵弐百計也《ばじょうろっきぞうひょうにひゃくばかりなり》。浜手《はまて》より御出候《おんいでそうら》へ《え》は《ば》、程近《ほどちか》く候《そうら》へ《え》と《ど》も塩満《しおみ》ちさし入《い》り、御馬《おんば》の通《かよ》ひ是《これ》なく熱田《あつた》よりかみ道《みち》をもみにもんで懸《か》けさせられ先丹下《さきたんげ》の御取出《おんとりで》へ御出候《おんいでそうらい》て、夫《それ》より善照寺《ぜんしょうじ》、佐久間居陣《さくまきょじん》の取出《とりで》へ御出有《おんいであ》りて、御人数立《ごにんじゅた》てられ勢衆揃《せいしゅそろえ》させられ様体御覧《ようだいごらん》し《じ》、御敵今川義元《おんてきいまがわよしもと》は、四万五千引率《よんまんごせんいんぞつ》し、桶狭間山《おけはざまやま》に人馬《じんば》の休息之在《きゅうそくこれあ》り。

要約　今川義元は沓掛《くつかけ》へ陣を構えた。十八日夜、今川方は大高城《おおたかじょう》へ兵糧を入れていて、こちらの砦《とりで》を攻めることが必定と報告があったが、信長はいくさの話をしない。案の定、夜明け方に鷲津山・丸根山が攻められているという報告がある。信長はこの時、敦盛の舞を舞って、早々に出陣する。主従六騎、熱田まで一気に駆ける。鷲津・丸根は陥落したらしい。六騎と雑兵二百人ほどで、浜は近道でも潮が満ちているので、熱田より上手の道を飛ばしに飛ばし、佐久間がいる砦まで行き、手勢を揃え、戦況をご覧になった。敵の今川義元は、四万五千の兵を率い、桶狭間山で人馬を休ませていた。

参考　この後信長はさらに兵を進め、油断している今川軍をわずか二千あまりの兵で破り、義元の首をとってしまう。

太田牛一…信長の家臣。牛一の書いた『信長公記』は、歴史資料としての信憑性も高い。

助け無き様に…援軍が来ないように。　**運の末**…運の尽きる時。

暗算4の答え　①6　②−7　③4　④−4　⑤−3　⑥−3　⑦9　⑧−1

暗算 5

となりどうしの数字を順に計算していき、□にあてはまる数字を暗算で求めましょう。ただし、ひき算は左の数字から右の数字をひきます。

①

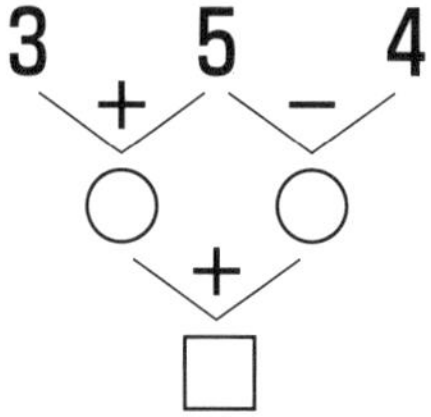

②

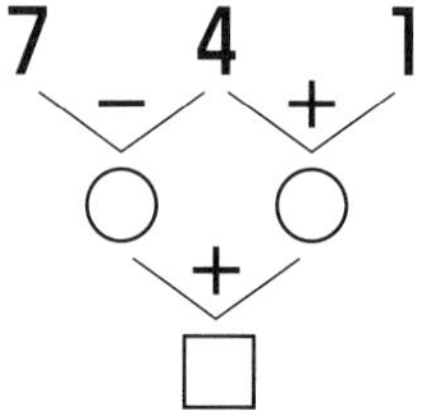

③

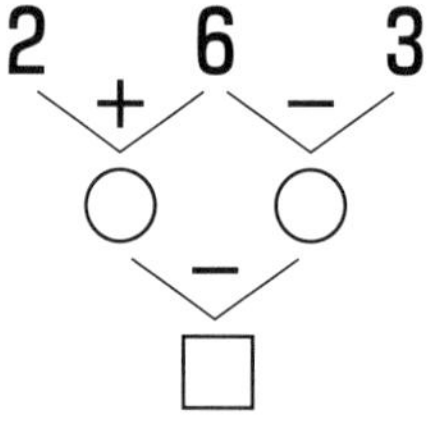

④

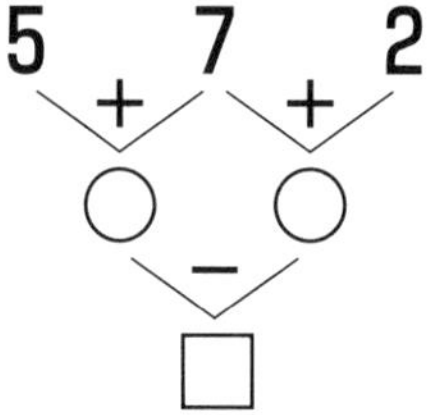

5

⑤

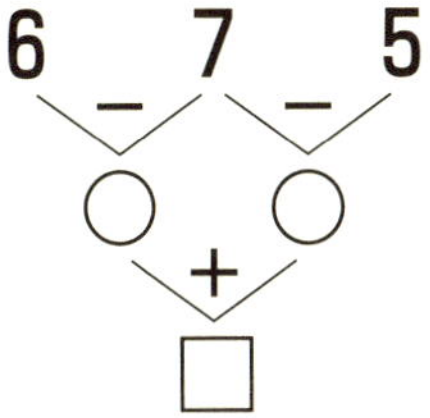

⑥

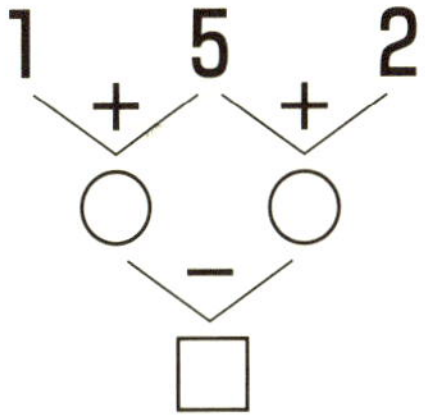

⑦

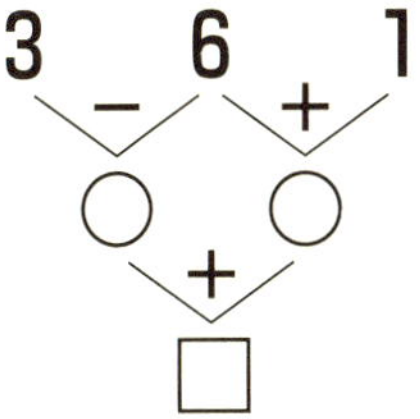

⑧

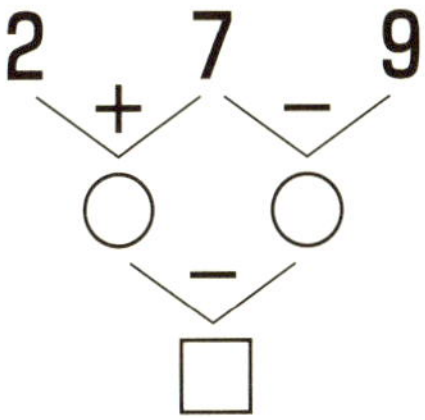

答えは35ページ

できる限り速く読みましょう。

留魂録《りゅうこんろく》 ——死《し》の前日《ぜんじつ》に書《か》き残《のこ》した言葉《ことば》

吉田松陰《よしだしょういん》

一《ひとつ》、今日《きょう》死《し》を決《けっ》するの安心《あんじん》は四時《しじ》の順環《じゅんかん》に於《おい》て得《う》る所《ところ》あり。蓋《けだ》し彼《か》の禾稼《かか》を見《み》るに、春種《はるしゅ》し、夏苗《なつびょう》し、秋苅《あきか》り、冬蔵《ふゆぞう》す。秋冬《しゅうとう》に至《いた》れば人皆《ひとみな》其《そ》の歳功《さいこう》の成《な》るを悦《よろこ》び、酒《さけ》を造《つく》り醴《れい》を為《つく》り、村野歓声《そんやかんせい》あり。未《いま》だ曾《かつ》て西成《せいせい》に臨《のぞ》んで歳功《さいこう》の終《お》わるを哀《かな》しむものを聞《き》かず。

吾《わ》れ行年三十《こうねんさんじゅう》、一事《いちじ》成《な》ることなくして死《し》して禾稼《かか》の未《いま》だ秀《ひい》でず実《みの》らざるに似《に》たれば惜《お》しむべきに似《に》たり。然《しか》れども義卿《ぎけい》の身《み》を以《もっ》て云《い》へば、是《こ》れ亦秀実《またしゅうじつ》の時《とき》なり、何《なん》ぞ必《かなら》ずしも哀《かな》しまん。何《なん》となれば人寿《じんじゅ》は定《さだま》りなし、禾稼《かか》の必《かなら》ず四時《しじ》を経《ふ》る如《ごと》きに非《あら》ず。十《じっ》歳《さい》にして死《し》する者《もの》は十歳中自《じっさいちゅうおのずか》ら四時《しじ》あり。二十《にじゅう》は自《おのずか》ら二十《にじゅう》の四時《しじ》あり。三十《さんじゅう》は自《おのずか》ら三《さん》十《じゅう》の四時《しじ》あり。五十《ごじゅう》、百《ひゃく》は自《おのずか》ら五十《ごじゅう》、百《ひゃく》の四時《しじ》あり。十歳《じっさい》を以《もっ》て短《みじか》しとするは蟪蛄《けいこ》をして霊椿《れいちん》たらしめんと欲《ほっ》するなり。百歳《ひゃくさい》を以《もっ》て長《なが》しとするは霊椿《れいちん》をして蟪蛄《けいこ》たらしめんと欲《ほっ》するなり。斉《ひと》しく命《いのち》に達《たっ》せずとす。義卿《ぎけい》三十《さんじゅう》、四時《しじ》已《すで》に備《そな》はる、亦《また》秀《ひい》で亦《また》実《みの》る、其《そ》の秕《しいな》たると其《そ》の粟《ぞく》たると吾《わ》が知《し》る所《ところ》に非《あら》ず。若《も》し同志《どうし》の士《し》其《そ》の微衷《びちゅう》を憐《あわ》れみ継紹《けいしょう》の人《ひと》あらば、乃《すなわ》ち後来《こうらい》の種子《しゅし》未《いま》だ絶《た》えず、自《おのずか》ら禾稼《かか》の有年《ゆうねん》に恥《は》ぢざるなり。同志《どうし》其《そ》れ是《こ》れを考思《こうし》せよ。

要約 死を覚悟して落ち着いているのは、四季の循環を考えてのことだ。穀物の四季を考えると、私は数えの三十で、稲が実らないうちに死ぬのに似る。しかし実際の私は秀実のときである。人の寿命は定めがない。穀物と違い、寿命にはそれぞれの四季が備わっている。十歳の寿命が短いとするのは、短命な蟬を、長命な椿の寿命まで延ばそうとするもので意味がない。私は三十ですでに四季が備わり、実りもした。その中身のいかんは私の判断するところではない。もし私の真心を憐れみ、受け継いでくれる同志があれば、種は絶えず、恥じることがない。そのことを考えて欲しい。

参考 松陰は安政《あんせい》六年に処刑される。この『留魂録』は処刑前日に書いたもので、自らを驚くほど冷静に分析している。

四時…四季。 **禾稼**…穀物。 **歳功**…一年の農業の収穫。 **醴**…甘酒。
秀実…稲の穂が伸びて実ること。 **蟪蛄**…夏蟬。

暗算5の答え ①9 ②8 ③5 ④3 ⑤1 ⑥−1 ⑦4 ⑧11

暗算 6

となりどうしの数字を順に計算していき、□にあてはまる数字を暗算で求めましょう。ただし、ひき算は左の数字から右の数字をひきます。

①

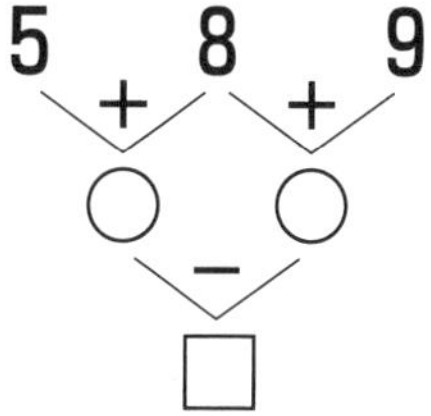

②

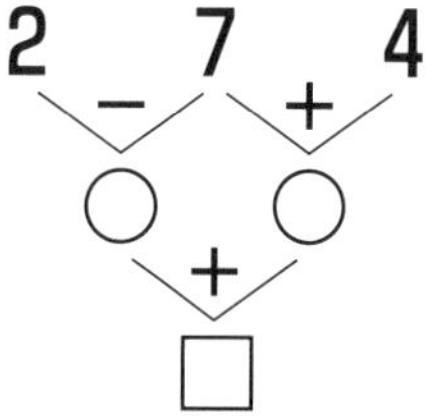

③

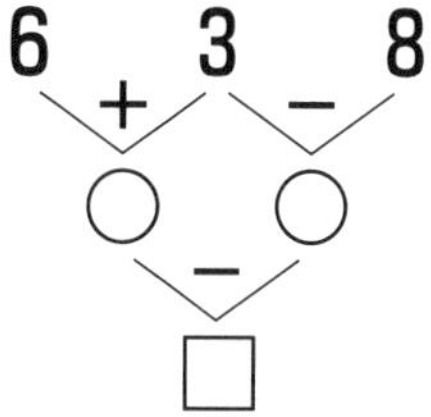

④

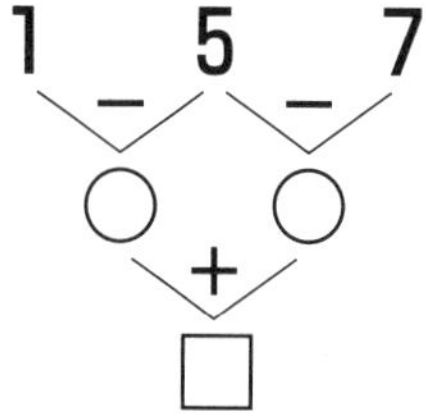

⑤

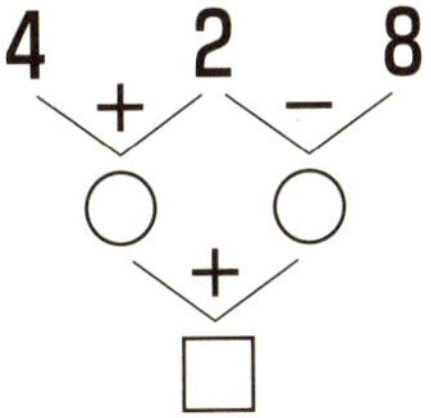

⑥

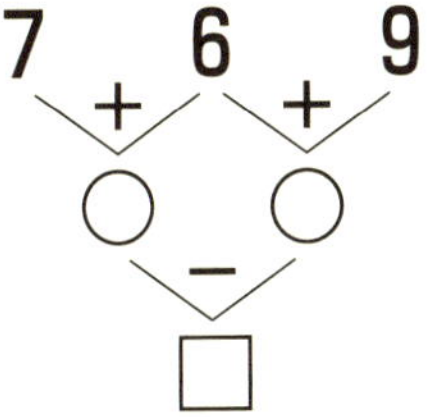

⑦

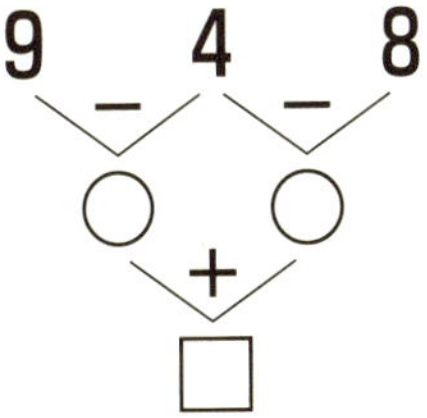

⑧

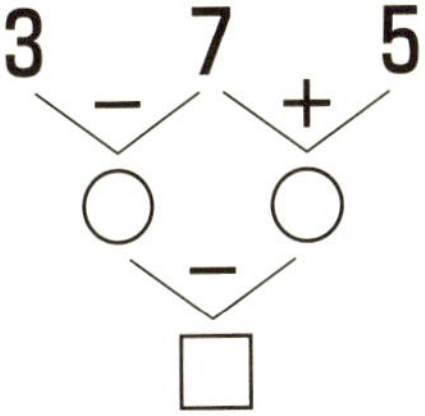

答えは39ページ

読み
6

できる限り速く読みましょう。

方丈記《ほうじょうき》 ――ゆく河《かわ》の流《なが》れは絶《た》えずして、しかも、もとの水《みず》にあらず

鴨長明《かものちょうめい》

ゆく河《かわ》の流《なが》れは絶《た》えずして、しかも、もとの水《みず》にあらず。よどみに浮《う》かぶうたかたは、かつ消《き》え、かつ結《むす》びて、久《ひさ》しくとどまりたるためしなし。世《よ》の中《なか》にある人《ひと》とすみかと、またかくのごとし。

たましきの都《みやこ》のうちに、棟《むね》を並《なら》べ、いらかを争《あらそ》へ《え》る、高《たか》き、いやしき人《ひと》の住《す》まひ《い》は、世々《よよ》を経《へ》て尽《つ》きせぬものなれど、これをまことかと尋《たず》ぬれば、昔《むかし》ありし家《いえ》は稀《まれ》なり。あるいは去年《こぞ》焼《や》けて今年《ことし》作《つく》れり。あるいは大家《おおいえ》滅《ほろ》びて小家《こいえ》となる。住《す》む人《ひと》もこれに同《おな》じ。所《ところ》も変《かわ》らず、人《ひと》も多《おお》かれど、いにしへ《え》見《み》し人《ひと》は、二《に》、三十人《さんじゅうにん》が中《なか》に、わづ《ず》かに一人二人《ひとりふたり》なり。朝《あした》に死《し》に、夕《ゆう》べに生《う》まるるならひ《い》、ただ水《みず》の泡《あわ》にぞ似《に》たりける。知《し》らず、生《う》まれ死《し》ぬる人《ひと》、いづ《ず》かたより来《きた》りて、いづ《ず》かたへか去《さ》る。また知《し》らず、仮《かり》の宿《やど》

り、誰《た》がためにか心《こころ》を悩《なや》まし、何《なに》によりてか目《め》を喜《よろこ》ばしむる。その主《あるじ》とすみかと無常《むじょう》を争《あらそ》ふさま、いは《わ》ば朝顔《あさがお》の露《つゆ》に異《こと》ならず。あるいは露《つゆ》落《お》ちて、花残《はなのこ》れり。残《のこ》るといへ《え》ども、朝日《あさひ》に枯《か》れぬ。あるいは花《はな》しぼみて、露《つゆ》なほ《お》消《き》えず。消《き》えずといへ《え》ども、夕《ゆう》べを待《ま》つことなし。

要約 川の水は常に流れていて、もとと同じ水ではない。浮かぶ泡も、長く同じものがとどまりはしない。世の中にある人と家も同じである。都の家々も昔から変わらないように思えるが、実際は昔からある家は稀である。住む人も次々に変わっている。短い間に生き死にを繰り返すさまは水の泡と似ている。生まれて死んでいく人はどこから来て、どこへ去るのか。この世の仮の宿にすぎない家に、なぜ執着をするのか。その住む人と家とが無常を争う様子は朝顔の露のようだ。露が落ちて花が残っても、その花は朝日に枯れる。あるいは花がしぼんで露は消えないといっても、夕方まではもたない。

参考 「方丈」とは、約三メートル四方。その方丈の庵《いおり》で、長明が経験や思索を書きつけたのが『方丈記』である。

たましきの…玉を敷き並べたように立派な。
いらかを争へる…屋根を競うかのように立ち並んだ。

暗算6の答え ①−4 ②6 ③14 ④−6 ⑤0 ⑥−2 ⑦1 ⑧−16

暗算 7

となりどうしの数字を順にたしていき、□にあてはまる数字を暗算で求めましょう。

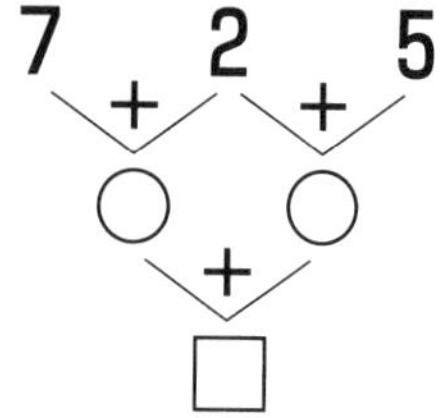

①

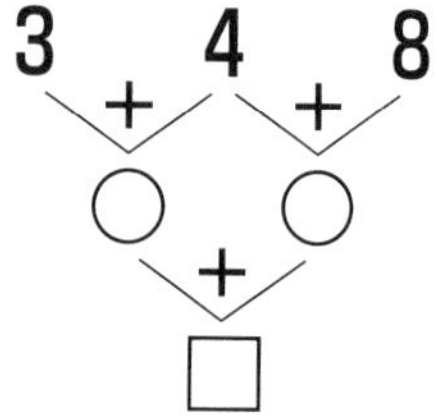

②

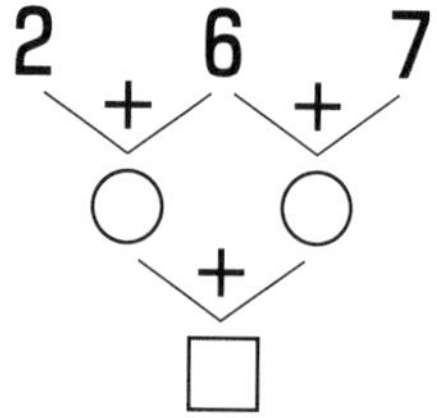

③

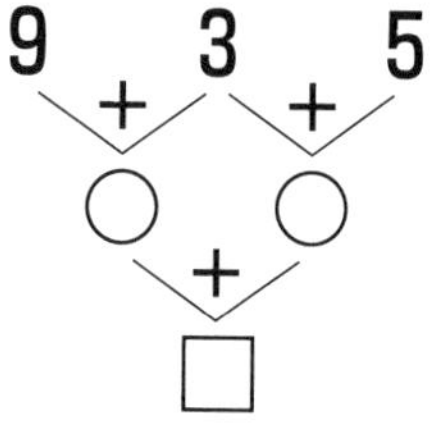

④

⑤

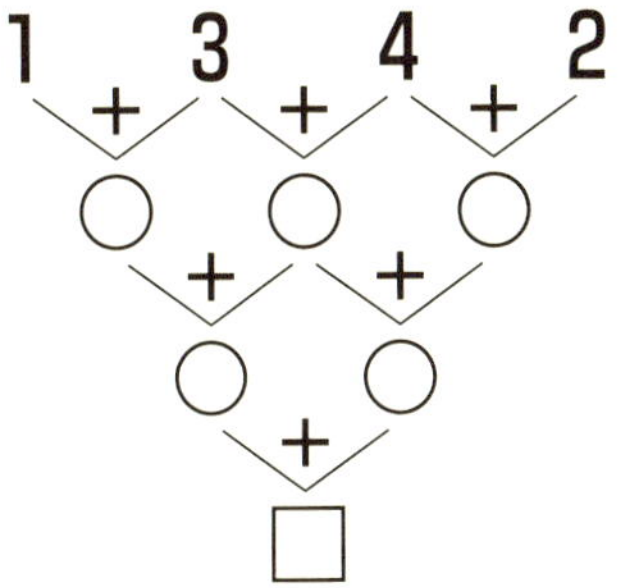

⑥

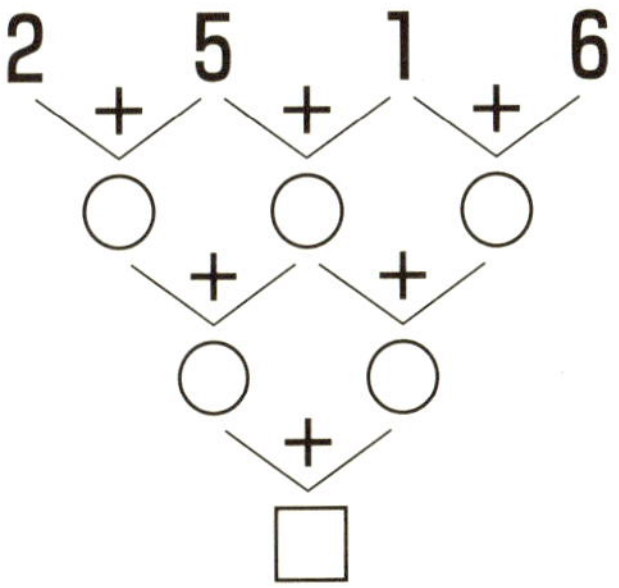

⑦

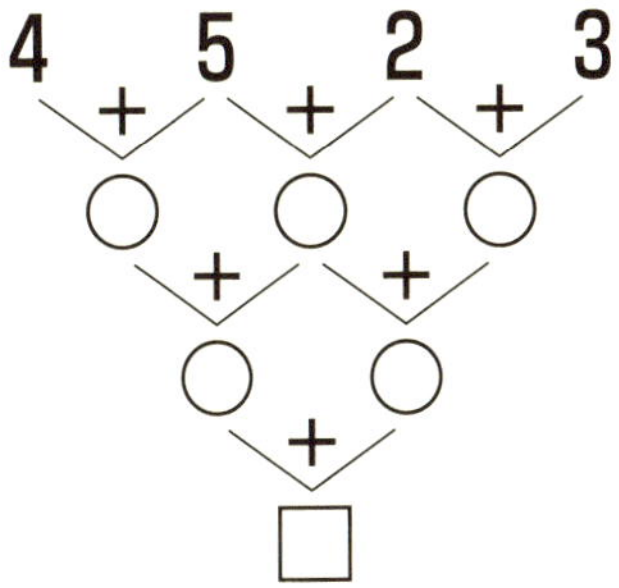

7

答えは43ページ

読み 7

できる限り速く読みましょう。

学問《がくもん》のすゝめ ——天《てん》は人《ひと》の上《うえ》に人《ひと》を造《つく》らず、人《ひと》の下《した》に人《ひと》を造《つく》らず

福沢諭吉《ふくざわゆきち》

天《てん》は人《ひと》の上《うえ》に人《ひと》を造《つく》らず、人《ひと》の下《した》に人《ひと》を造《つく》らずと云《い》へり。されば天《てん》より人《ひと》を生《しょう》ずるには、万人《ばんにん》は万人《ばんにん》、皆同《みなおな》じ位《くらい》にして、生《う》まれながら貴賤上下《きせんじょうげ》の差別《さべつ》なく、万物《ばんぶつ》の霊《れい》たる身《み》と心《こころ》との働《はたら》きを以《もっ》て、天地《てんち》の間《かん》にあるよろづ《ず》の物《もの》を資《と》り、以《もっ》て衣食住《いしょくじゅう》の用《よう》を達《たっ》し、自由自在《じゆうじざい》、互《たがい》ひに人《ひと》の妨《さまた》げをなさずして、各安楽《おのおのあんらく》に此世《このよ》を渡《わた》らしめ給ふ《たまう》の趣意《しゅい》なり。されども今《いま》、広《ひろ》く此人間世界《このにんげんせかい》を見渡《みわた》すに、かしこき人《ひと》あり、おろかなる人《ひと》あり、貧《まず》しきもあり、富《と》めるもあり、貴人《きじん》もあり、下人《げにん》もありて、其有様《そのありさま》、雲《くも》と泥《どろ》との相違《そうい》あるに似《に》たるは何《なん》ぞや。其次第《そのしだい》、甚《はなは》だ明《あき》らかなり。『実語教《じつごきょう》』に、人学《ひとまな》ばざれば智《ち》なし、智《ち》なき者《もの》は愚人《ぐじん》なりとあり。されば賢人《けんじん》と愚人《ぐじん》との別《べつ》は、学《まな》ぶと学《まな》ばざるとに由《よ》りて出《で》来《き》たるものなり。又世《またよ》の中《なか》にむつかしき仕事《しごと》もあり、やすき仕事《しごと》もあり。其《その》むつかしき仕事《しごと》をする者《もの》を身分重《みぶんおも》き人《ひと》と名《な》づけ、やすき仕事《しごと》をする者《もの》を身分軽《みぶんかろ》き人《ひと》と云ふ《いう》。す

べて心《こころ》を用《もちい》ひ心配《しんぱい》する仕事《しごと》はむつかしくして、手足《てあし》を用《もち》うる力役《りきえき》はやすし。故《ゆえ》に医者《いしゃ》、学者《がくしゃ》、政府《せいふ》の役人《やくにん》、又《また》は大《だい》なる商売《しょうばい》をする町人《ちょうにん》、夥多《あまた》の奉公人《ほうこうにん》を召《め》し使《つかう》ふ大百姓《おおびゃくしょう》などは、身分重《みぶんおも》くして貴《たっと》き者《もの》と云《いう》ふべし。身分重《みぶんおも》くして貴《たっと》ければ自《おのず》から其家《そのいえ》も富《と》みて、下《しも》下《じも》の者《もの》より見《み》れば、及《およ》ぶべからざるやう《よ》なれども、其本《そのもと》を尋《たず》ぬれば唯其人《ただそのひと》に学問《がくもん》の力《ちから》あるとなきとに由《よ》りて、其相違《そのそうい》も出来《でき》たるのみにて、天《てん》より定《さだ》めたる約束《やくそく》にあらず。諺《ことわざ》に云《いわ》はく、天《てん》は富貴《ふうき》を人《ひと》に与《あたえ》へずして、これを其人《そのひと》の働《はたら》きに与《あたう》ふるものなりと。されば前《まえ》にも云《いえ》へる通《とお》り、人《ひと》は生《う》まれながらにして貴賤貧富《きせんひんぷ》の別《べつ》なし。

要約 天は人の上に人を造らず人の下に人を造らずと言う。しかし、実際の世間を見ると、さまざまな人間がいる。なぜそうであるかは、はっきりしている。『実語教』に、人は学ばなければ智がなく、愚人になるとある。むずかしい仕事をする者を身分の重い者と言い、その家は富むが、そのおおもとは、ただその人に学問の力があるかどうかである。天から決められた約束ではない。つまり、人は生まれながらの貴賤貧富の区別はないのである。

参考 慶應義塾《けいおうぎじゅく》の創設者である福沢諭吉は、長崎で蘭学《らんがく》を学び、適塾《てきじゅく》の塾長も務めた。また欧米に渡り、西洋文化を間近に見た経験を生かして文明開化の啓発に力を注いだ。冒頭の句はジェファーソンの人権宣言にヒントを得たと言われる。

『実語教』…中国の経書の格言などを集めた児童教訓書。平安末期からあり、江戸時代には寺子屋の教科書となった。

暗算7の答え ①16 ②19 ③21 ④20 ⑤24 ⑥26 ⑦28

暗算 8

となりどうしの数字を順にたしていき、□にあてはまる数字を暗算で求めましょう。

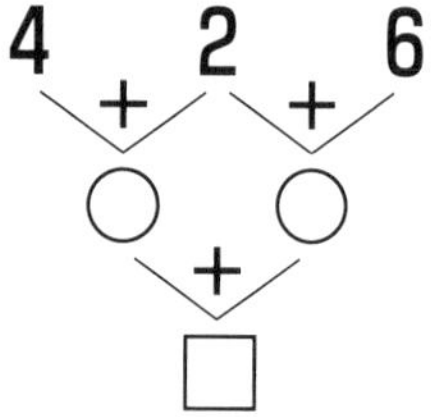

①

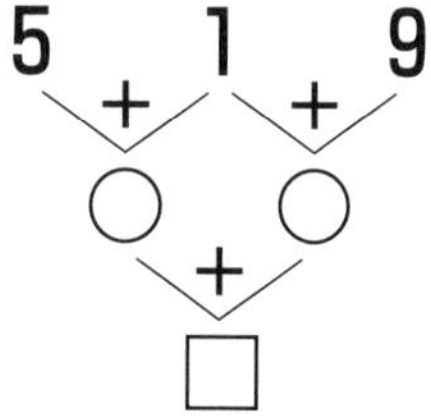

②

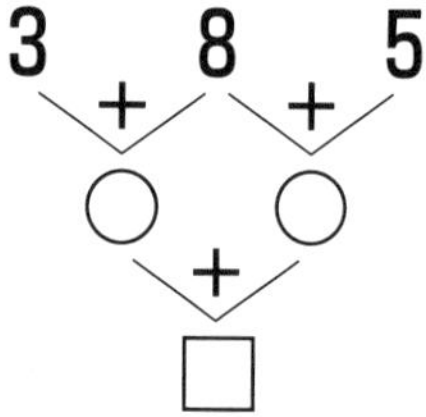

③

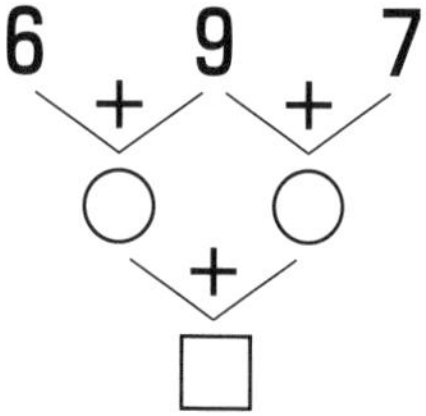

④

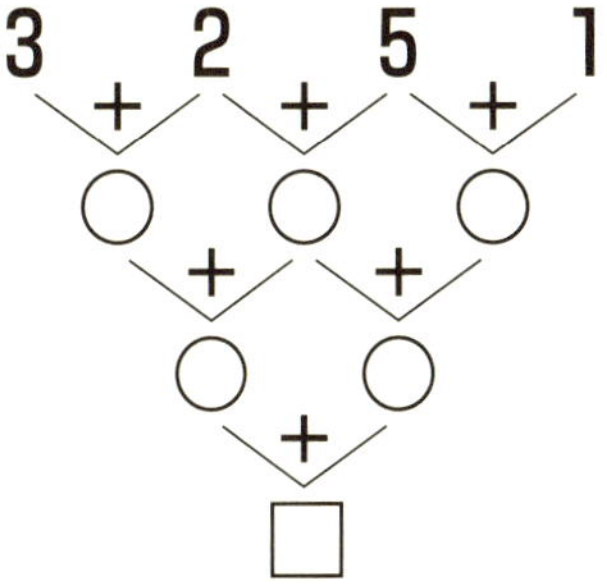

⑤

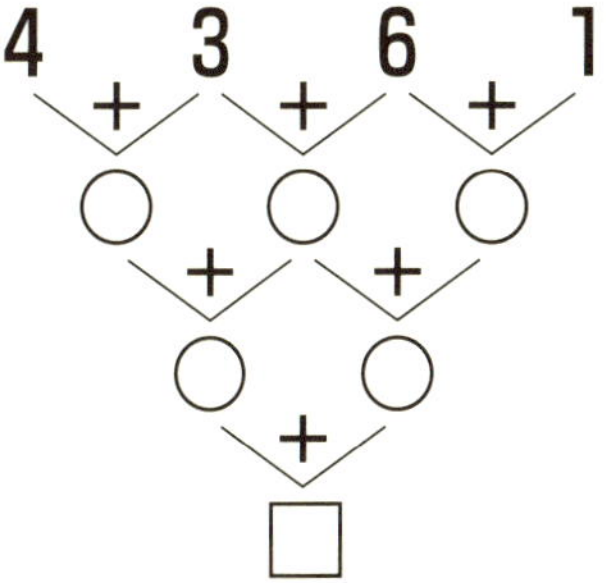

⑥

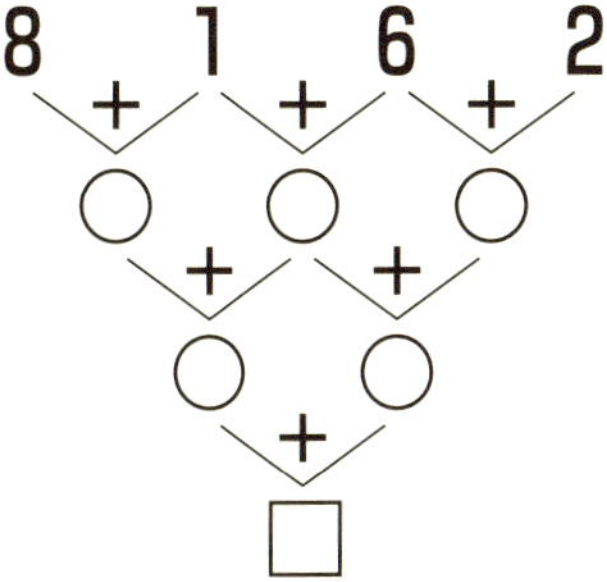

⑦

答えは47ページ

読み 8

できる限り速く読みましょう。

論語《ろんご》 ——己《おのれ》の欲《ほっ》せざるところは、人《ひと》に施《ほどこ》すことなかれ

孔子《こうし》

子《し》曰《いわ》はく、「学《まな》びて思《おも》はざれば則《すなわ》ち罔《くら》し。思《おも》ひて学《まな》ばざれば則《すなわ》ち殆《あやう》ふし。」

子《し》曰《いわ》はく、「君子《くんし》は諸《こ》れを己《おのれ》に求《もと》む。小人《しょうじん》は諸《こ》れを人《ひと》に求《もと》む。」

子《し》曰《いわ》はく、「由《ゆう》よ、女《なんじ》に之《これ》を知《し》ることを誨《おしえ》へんか。之《これ》を知《し》るを之《これ》を知《し》ると為《な》し、知《し》らざるを知《し》らずと為《な》せ。是《こ》れ知《し》る也《なり》。」

子貢《しこう》政《まつりごと》を問《と》ふ。子《し》曰《いわ》はく、「食《しょく》を足《た》らし、兵《へい》を足《た》らし、民《たみ》をして之《これ》を信《しん》ぜしむ。」子貢《しこう》曰《いわ》はく、「必《かなら》ず已《や》むを得《え》ずして去《さ》らば、斯《こ》の三者《さんしゃ》に於《お》いて何《いず》れをか先《さき》にせん。」曰《いわ》はく、「兵《へい》を去《さ》らん。」子貢《しこう》曰《いわ》はく、「必《かなら》ず已《や》むを得《え》ずして去《さ》らば、斯《こ》の二者《にしゃ》に於《お》いて何《いず》れをか先《さき》にせん。」曰《いわ》はく、「食《しょく》を去《さ》らん。古《いにしえ》より皆《みな》死《し》有《あ》り。民《たみ》は信《しん》無《な》くんば立《た》たず。」

葉公《しょうこう》、孔子《こうし》に語《かた》りて曰《いわ》はく、「吾《わ》が党《とう》に直躬《ちょくきゅう》なる者有《ものあ》り。其《そ》の父《ちち》、羊《ひつじ》を攘《ぬす》みて、子之《ここれ》を証《しょう》す。」孔子《こうし》曰《いわ》はく、「吾《わ》が党《とう》の直《なお》き者《もの》は、是《これ》に異《こと》なり。父《ちち》は子《こ》の為《ため》に隠《かく》し、子《こ》は父《ちち》の為《ため》に隠《かく》す。直《なお》きこと其《そ》の中《うち》に在《あ》り。」

子貢《しこう》問《と》ひて曰《いわ》はく、「一言《いちげん》にして以《もっ》て終身之《しゅうしんこれ》を行《おこな》ふべき者有《ものあ》りや。」子《し》曰《いわ》はく、「其《そ》れ恕《じょ》か。己《おのれ》の欲《ほっ》せざるところは、人《ひと》に施《ほどこ》すことなかれ。」

要約 知識を得ても考えなければ分からない。考えても知識の裏付けがなければ間違える。／君子は自分に、小人は他人に責任を求める。／知らないことを知らないとする。これが知るということ。／政治とは食糧と軍備を十分にし、民に信義を重んじさせる。そのうち一番に捨てるのは軍備、次は食糧。信義がなければ、人も国も成り立たない。／葉公が、村の正直者の躬は羊を盗んだ父を訴えた、と言う。孔子は、私の村では父が子のために隠し、子が父のために隠す、と言う。／生涯行わなければならないことを一言で言うと、それは思いやりだ。自分の望まないことを人にしてはいけない。

参考 孔子の思想は、人間を思いやる「仁《じん》」と、それを行動に移した「礼《れい》」による社会を目指した。

子《し》…ここでは孔子のこと。 **君子**…徳が高く、立派な人。 **由**…孔子の弟子の子路《しろ》。
葉公《しょうこう》…楚《そ》の葉県（河南省《かなんしょう》）の長官。 **党**…村。 **恕**…思いやり。

暗算8の答え ①14 ②16 ③24 ④31 ⑤25 ⑥32 ⑦31

暗算 9

となりどうしの数字を順にたしていき、□にあてはまる数字を暗算で求めましょう。

①

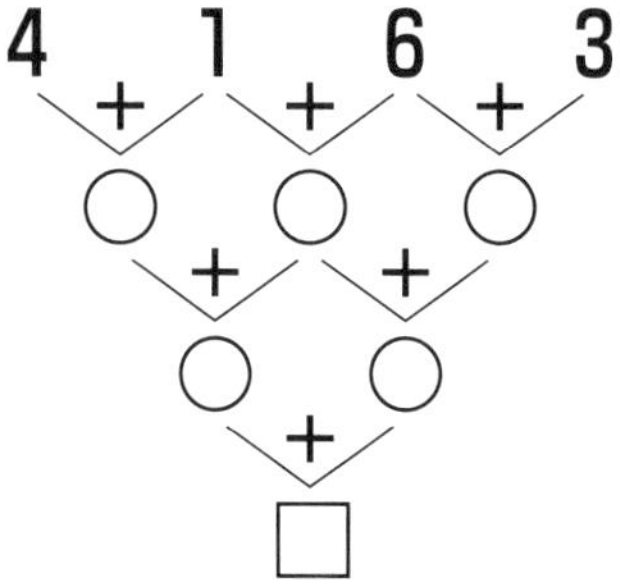

②

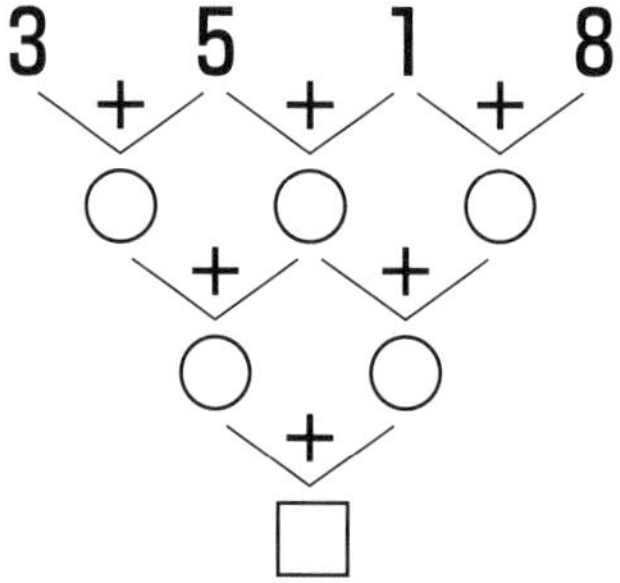

③

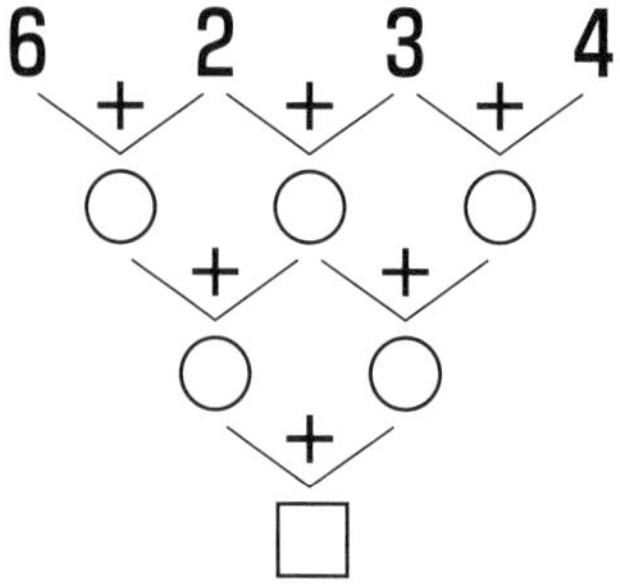

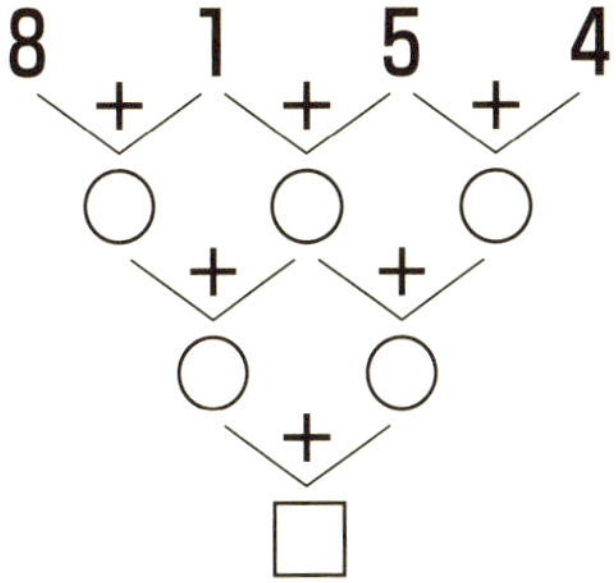

④

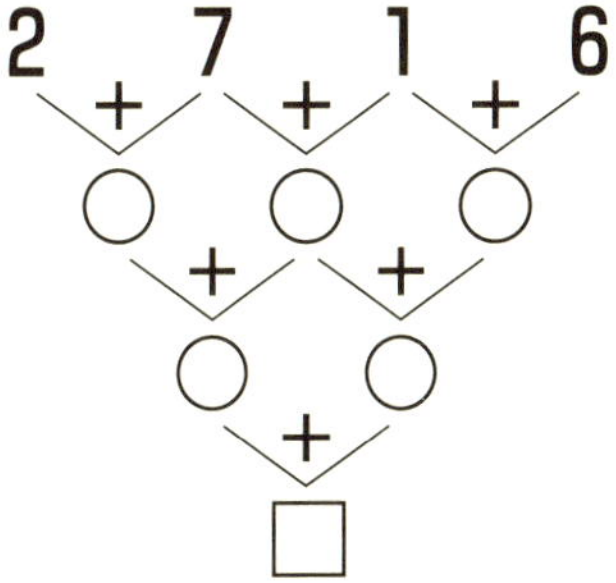

⑤

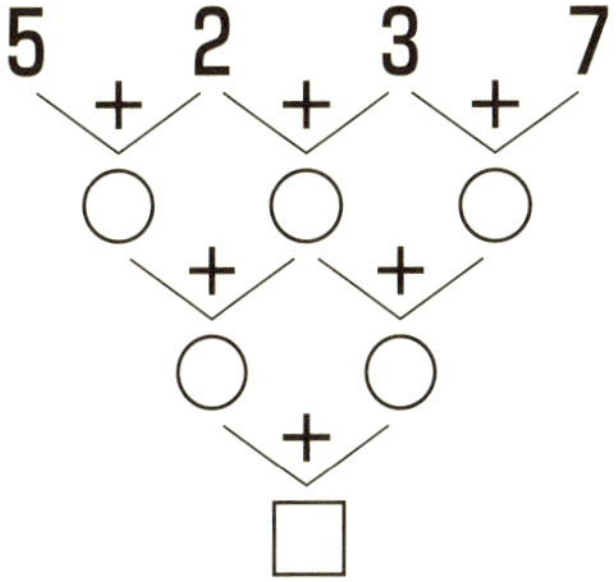

⑥

答えは51ページ

読み
9

できる限り速く読みましょう。

平家物語《へいけものがたり》 ――祇園精舎《ぎおんしょうじゃ》の鐘《かね》の声《こえ》

祇園精舎《ぎおんしょうじゃ》の鐘《かね》の声《こえ》、諸行無常《しょぎょうむじょう》の響《ひび》きあり。娑羅双樹《しゃらそうじゅ》の花《はな》の色《いろ》、盛者必衰《じょうしゃひっすい》の理《ことわり》をあらは《わ》す。おごれる人《ひと》も久《ひさ》しからず、ただ春《はる》の夜《よ》の夢《ゆめ》のごとし。たけき者《もの》もつひ《い》には滅《ほろ》びぬ、ひとへ《え》に風《かぜ》の前《まえ》の塵《ちり》に同《おな》じ。遠《とお》く異朝《いちょう》をとぶらへ《え》ば、秦《しん》の趙高《ちょうこう》、漢《かん》の王莽《おうもう》、梁《りょう》の朱异《しゅい》、唐《とう》の禄山《ろくさん》、これらは皆《みな》、旧主先皇《きゅうしゅせんこう》の政《まつりごと》にも従《したが》は《わ》ず、楽《たの》しみをきは《わ》め、いさめをも思《おも》ひ《い》入《い》れず、天下《てんか》の乱《みだ》れんことを悟《さと》らずして、民間《みんかん》の愁《うれ》ふ《う》るところを知《し》らざつしかば、久《ひさ》しからずして、亡《ぼう》じにし者《もの》どもなり。近《ちか》く本朝《ほんちょう》をうかがふ《う》に、承平《しょうへい》の将門《まさかど》、天慶《てんきょう》の純友《すみとも》、康和《こうわ》の義親《ぎしん》、平治《へいじ》の信頼《のぶより》、これらはおごれる心《こころ》もたけきことも、皆《みな》とりどりにこそありしかども、まぢかくは六波羅《ろくはら》の入道前太政大臣平朝臣清盛公《にゅうどうさきのだいじょうだいじんたいらのあっそんきよもりこう》と申《もう》しし人《ひと》のありさま、伝《つた》へ《え》承《うけたまわ》るこそ、心《こころ》もことばも及《およ》ばれね。

その先祖《せんぞ》を尋《たず》ぬれば、桓武天皇《かんむてんのう》第五《だいご》の皇子《おうじ》、一品式部卿葛原親王《いっぽんしきぶきょうかずらはらのしんおう》、九代《くだい》の後胤《こういん》、讃《さ》岐守正盛《ぬきのかみまさもり》が孫《そん》、刑部卿忠盛朝臣《ぎょうぶきょうただもりのあっそん》の嫡男《ちゃくなん》なり。かの親王《しんおう》の御子《みこ》、高視《たかみ》の王《おう》、無官無位《むかんむい》にして失《う》せたまひ《い》ぬ。その御子《おんこ》、高望《たかもち》の王《おう》の時《とき》、初《はじ》めて平《たいら》の姓《しょう》を賜《たまわ》つて、上総介《かずさのすけ》になりたまひ《い》しより、たちまちに王氏《おうし》を出《い》でて人臣《じんしん》に連《つら》なる。その子《こ》鎮守府将軍義茂《ちんじゅふのしょうぐんよしもち》、後《のち》には国香《くにか》と改《あらた》む。国香《くにか》より正盛《まさもり》に至《いた》るまで六代《ろくだい》は、諸国《しょこく》の受領《ずりょう》たりしかども、殿上《てんじょう》の仙《せん》籍《せき》をばいまだ許《ゆる》されず。

要約　祇園精舎の鐘の音には万物は定まることがないという響きがあり、二株の娑羅の木の花の色は盛んな者も必ず衰える道理を表している。おごる者も長く続くわけでなく、春の夜の夢のようにはかない。武勇に優れた者も結局は滅びる。ただもう風の前の塵と同様である。遠く外国の例を求めても、栄華をきわめてまもなく滅びてしまった者たちがいる。近く日本の例を求めてみると、おごる心でも、勇猛であることでも、ひととおりでない者たちがいたが、最近では清盛公のありさまは想像も及ばないものであった。清盛公の先祖は、桓武天皇の第五皇子にさかのぼるが、高望王の時、平の姓を賜り、臣下の列に入られた。それから清盛の祖父正盛までは、受領ではあっても昇殿は許されていなかった。

祇園精舎…インドの寺院の名。そこの無常堂《むじょうどう》には四隅に鐘があり、病僧が死ぬと自然に鳴ったという。　**娑羅双樹**…釈迦入滅《しゃかにゅうめつ》の時、白い花を咲かせたという。

暗算9の答え①28 ②29 ③25 ④30 ⑤32 ⑥27

暗算 10

となりどうしの数字を順にたしていき、□にあてはまる数字を暗算で求めましょう。

①

2 + 6 + 1 + 5

○ + ○ + ○

○ + ○

□

②

7 + 2 + 4 + 1

○ + ○ + ○

○ + ○

□

③

5 + 2 + 6 + 3

○ + ○ + ○

○ + ○

□

④

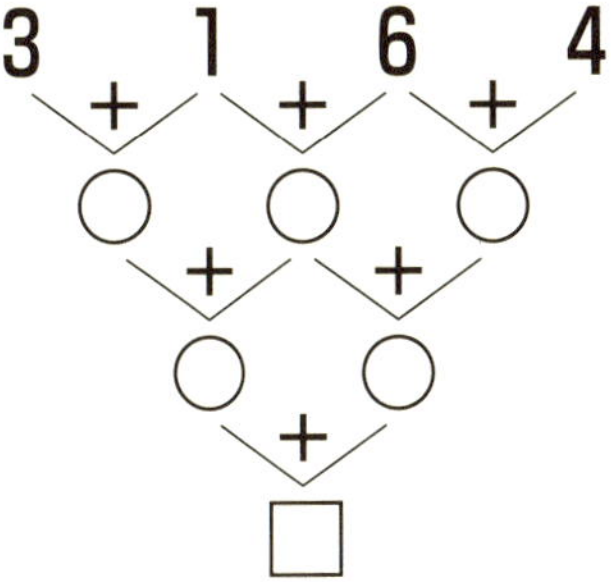

⑤

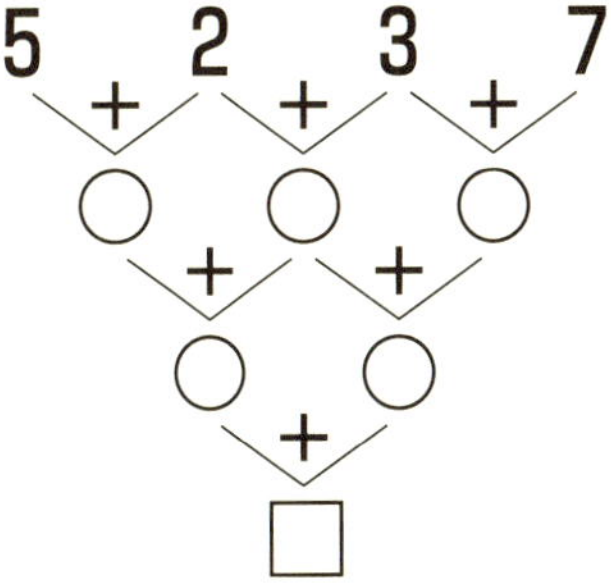

⑥

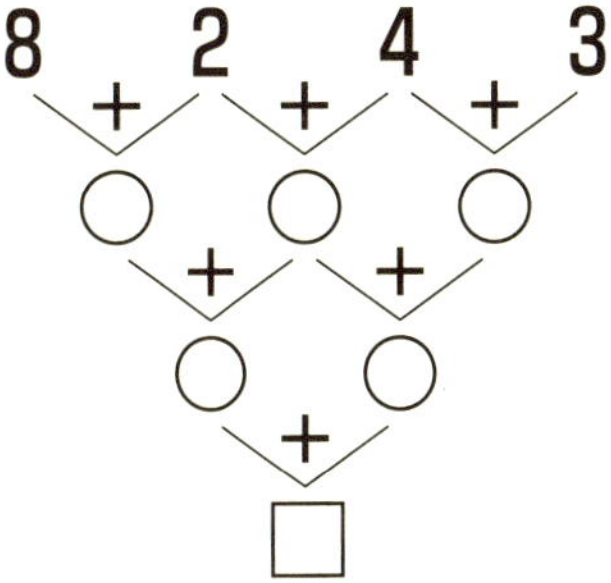

答えは55ページ

読み 10

できる限り速く読みましょう。

五輪書《ごりんのしょ》〈地之巻《ちのまき》〉――兵法《へいほう》の実《まこと》

宮本武蔵《みやもとむさし》

夫《それ》兵法《へいほう》といふ事《うこと》、武家《ぶけ》の法《ほう》なり。将《しょう》たるものは、とりわき此法《このほう》をおこなひ《い》、卒《そつ》たるものも、此道《このみち》を知《し》るべき事也《ことなり》。今世《いまよ》の中《なか》に、兵法《へいほう》の道慥《みちたしか》にわきまへ《え》たるといふ《う》武士《ぶし》なし。先《ま》づ、道《みち》を顕《あらわ》はして有《あ》るは、仏法《ぶっぽう》として人《ひと》をたすくる道《みち》、又儒道《またじゅどう》として文《ふみ》の道《みち》を糺《ただ》し、医者《いしゃ》といひ《い》て諸病《しょびょう》を治《ち》する道《みち》、或《あるい》は歌道者《かどうしゃ》とて和歌《わか》の道《みち》をおしへ《え》、或《あるい》は数寄者《すきしゃ》・弓法者《きゅうほうしゃ》、其外諸芸《そのほかしょげい》・諸能《しょのう》までも、思《おも》ひ《い》思《おも》ひ《い》に稽古《けいこ》し、心々《こころごころ》にすくもの也《なり》。兵法《へいほう》の道《みち》にはすく人《ひと》まれ也《なり》。先《ま》づ、武士《ぶし》は文武二道《ぶんぶにどう》といひ《い》て、二《ふた》つの道《みち》を嗜《たしな》む事《こと》、是道也《これみちなり》。縦《たと》ひ《い》此道《このみち》ぶきようなりとも、武士《ぶし》たるものは、おのれおのれが分際程《ぶんざいほど》は、兵《へい》の法《ほう》をばつとむべき事《こと》なり。大形武士《おおかたぶし》の思《おも》ふ《う》心《こころ》をはかるに、武士《ぶし》は只死《ただし》ぬるといふ《う》道《みち》を嗜《たしな》む事《こと》と覚《おぼ》ゆるほどの儀也《ぎなり》。死《し》する道《みち》においては、武士《ぶし》斗《ばかり》にかぎらず、出家《しゅっけ》にても、女《おんな》にても、百姓已下《ひゃくしょういか》に至《いた》る迄《まで》、義理《ぎり》をしり、恥《はじ》をおもひ《い》、死《し》する所《ところ》を思《おも》ひ《い》きる事《こと》は、其差別《そのしゃべつ》なきもの也《なり》。武士《ぶし》の兵法《へいほう》をおこなふ道《みち》は、何事《なにごと》においても人《ひと》にすぐるる所《ところ》を本《もと》とし、或《あるい》は一身《いっしん》の切《き》り合《あ》いにかち、或《あるい》は数人《すうにん》の戦《たたか》いに勝《か》ち、主君《しゅくん》の為《ため》、我身《わがみ》の為《ため》、名《な》をあげ身《み》をたてんと思《おも》ふ《う》。是《これ》、兵法《へいほう》の徳《とく》をもつてなり。又世《またよ》の中《なか》に、兵法《へいほう》の道《みち》をならひ《い》ても、実《まこと》の時《とき》の役《やく》にはたつまじきとおもふ《う》心《こころ》あるべし。其儀《そのぎ》においては、何時《いつ》にても、役《やく》にたつやう《よ》に稽古《けいこ》し、万事《ばんじ》に至《いた》り、役《やく》にたつやう《よ》におしゆる事《こと》、是兵法《これへいほう》の実《まこと》の道也《みちなり》。

要約　「兵法」とは武家の法で、大将も兵卒も知る必要がある。しかし今、兵法をわきまえている武士はいない。道としては仏法や儒道などや諸芸があり、思い思いに稽古して好いている。しかし兵法の道を好く人はまれだ。武士は文武二道といって、二つの道を嗜まなければならない。だいたい武士は潔く死ぬことを心がけるが、死ぬことは僧や女などにもできる。武士の兵法の道とはすべての戦いに勝ち、主君や我が身のため、名をあげて身をたてることである。兵法の道は実戦で役に立たないと思われているが、いつでも役に立つように稽古し、備え、教えることが、兵法の実《まこと》の道である。

参考　宮本武蔵は戦国の世に生まれ、立身出世を夢見て関ケ原《せきがはら》の戦《たたか》いに加わり、生涯出仕することもなかった。

数寄者…茶人。　**おのれおのれが分際程は**…それぞれの身分相応に。

出家…僧。

暗算10の答え　①28　②26　③32　④28　⑤27　⑥29

暗算 11

となりどうしの数字を順にたしていき、□にあてはまる数字を暗算で求めましょう。

①

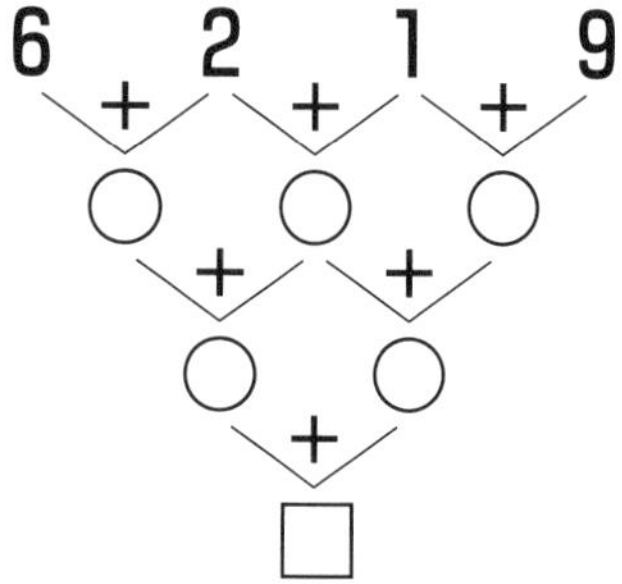

②

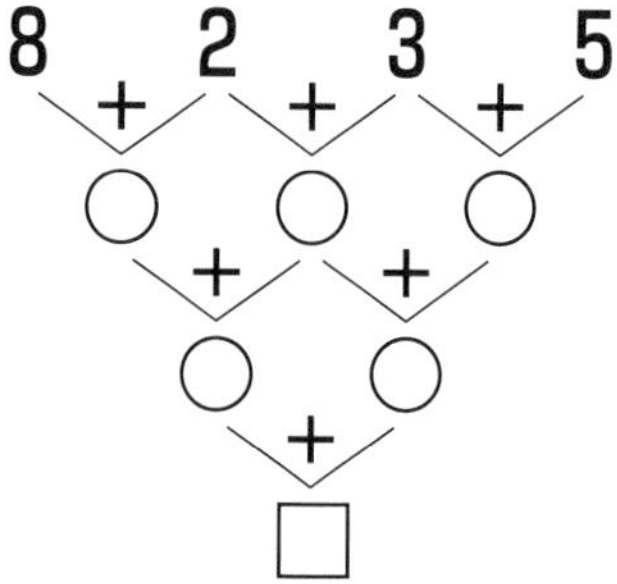

③

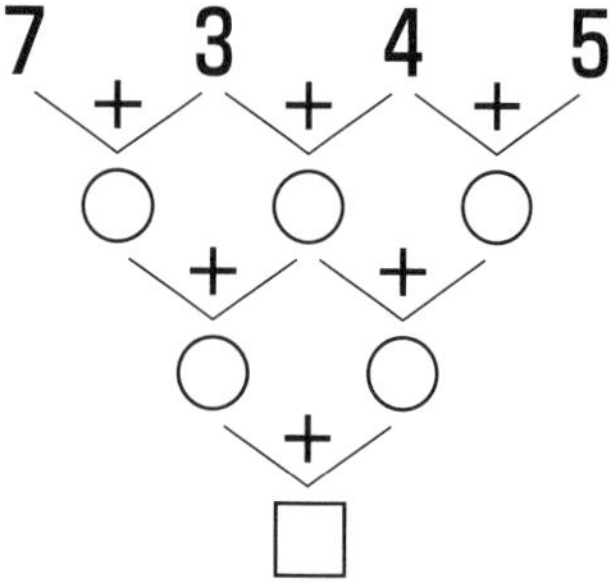

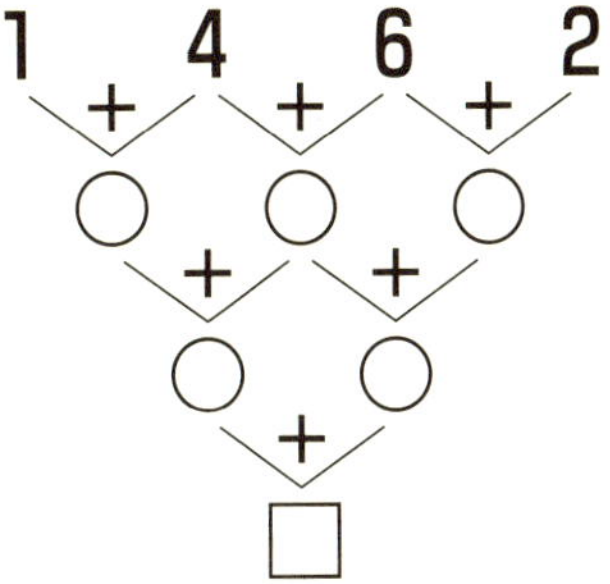

④

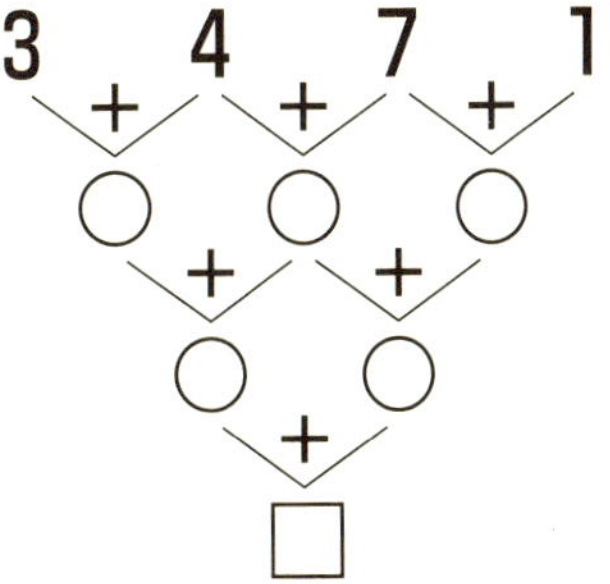

⑤

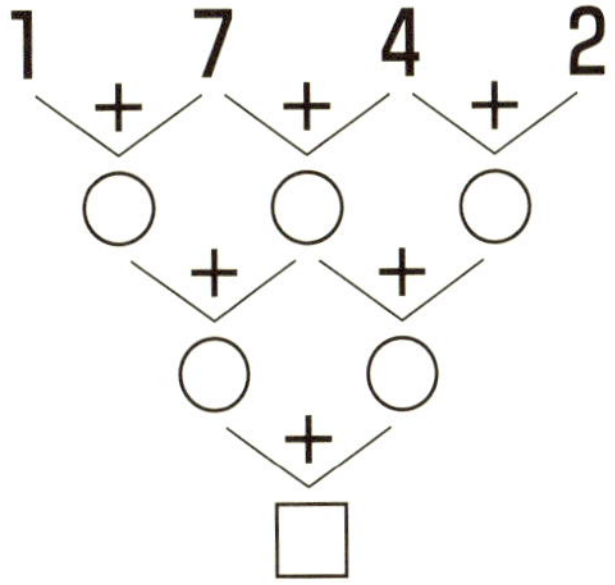

⑥

答えは59ページ

読み 11

できる限り速く読みましょう。

たけくらべ

——吉原周辺《よしわらしゅうへん》の様子《ようす》

樋口一葉《ひぐちいちよう》

回《まわ》れば大門《おおもん》の見返《みかえ》り柳《やなぎ》いと長《なが》けれど、お歯《は》ぐろ溝《どぶ》に灯火《ともしび》うつる三階《さんがい》の騒《さわ》ぎも手《て》に取《と》るごとく、明《あ》けくれなしの車《くるま》の行《ゆ》き来《き》にはかり知《し》られぬ全盛《ぜんせい》をうらなひ《い》て、大音寺前《だいおんじまえ》と名《な》は仏《ほとけ》くさけれど、さりとは陽気《ようき》の町《まち》と住《す》みたる人《ひと》の申《もう》しき。三島神社《みしまさま》の角《かど》をまがりてよりこれぞと見《み》ゆる大厦《いえ》もなく、かたぶく軒端《のきば》の十軒長屋《じっけんながや》二十軒長屋《にじっけんながや》、商《あきな》ひ《い》はかつふつ利《き》かぬ所《ところ》とて半《なか》ばさしたる雨戸《あまど》の外《そと》に、あやしき形《なり》に紙《かみ》を切《き》りなして、胡粉《ごふん》ぬりくり彩色《さいしき》のある田楽《でんがく》みるや《よ》う、裏《うら》にはりたる串《くし》のさまもを《お》かし。一軒《いっけん》ならず二軒《にけん》ならず、朝日《あさひ》に干《ほ》して夕日《ゆうひ》にしまふ《う》手当《てあ》てことごとしく、一家内《いっかない》これにかかりてそれは何《なに》ぞと問《と》ふ《う》に、知《し》らずや霜月酉《しもつきとり》の日例《ひれい》の神社《じんじゃ》に欲深様《よくふかさま》のかつぎたまふ《う》これぞ熊手《くまで》の下《した》ごしらへ《え》といふ《う》。正月門松《しょうがつかどまつ》とりすつるよりかかりて、一年《いちねん》うち通《とお》しのそれは誠《まこと》の商買《しょうばい》人《にん》、片手《かたて》わざにも夏《なつ》より手足《てあし》を色《いろ》どりて、新年着《はるぎ》の支度《したく》もこれをば当《あ》てぞかし。南無《なむ》や大鳥大明神《おおとりだいみょうじん》、買《か》ふ《う》人《ひと》にさへ《え》大福《だいふく》をあたへ《え》たまへ《え》ば製造《せいぞう》もとの我《われ》ら万倍《まんばい》の利益《りえき》をと人《ひと》ごとに言《い》ふ《う》めれど、さりとは思《おも》ひ《い》のほかなるもの、このあたりに大長者《だいちょうじゃ》のうわさも聞《き》かざりき。

要約 回れば吉原遊廓《よしわらゆうかく》の大門の見返り柳。遊郭を囲むお歯黒溝《はぐろどぶ》に灯火がうつり、宴会の騒ぎも聞こえる。ひっきりなしの人力車の往来は吉原の繁盛振りがうかがえる。三島神社の角を入って立派な家はなく、長屋が並び、半分閉めた雨戸の外に顔料を塗った田楽のような紙細工で、裏に串を張ったものを、一日中干している。それは何だと聞くと、これは大鳥神社で欲の深い方々がかつぎなさる熊手の下ごしらえと言う。この熊手は、買う人に大福をもたらすのだから、造る自分たちには万倍の利益があるはずだと人々は言うが、どうしたことか、この辺りに大長者がいるといううわさは聞かない。

参考 一葉は父を早く亡くし、若くして一家を支えるため作家を志した。二十四年という短い生涯の間に名作を残した。

大門…吉原遊郭の出入り口にあった門。　**見返り柳**…吉原を出た客が振り返ってみるところにあった柳。　**かつふつ利かぬ**…まったく出来ない。

暗算11の答え①24 ②28 ③33 ④33 ⑤37 ⑥36

暗算 12

となりどうしの数字を順にたしていき、□にあてはまる数字を暗算で求めましょう。

①

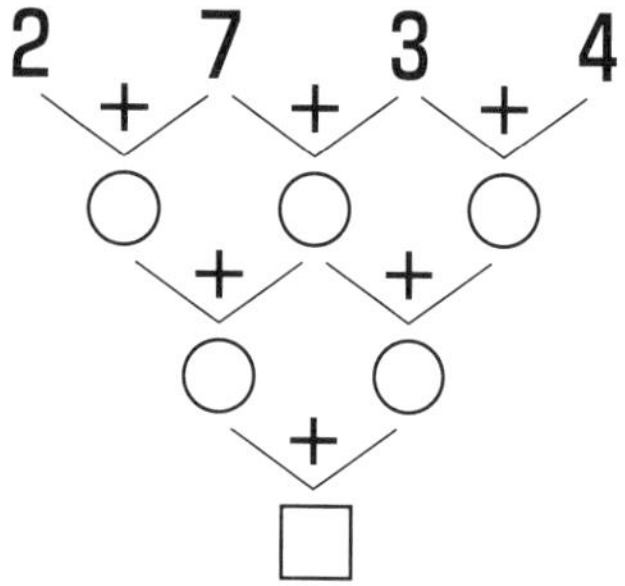

②

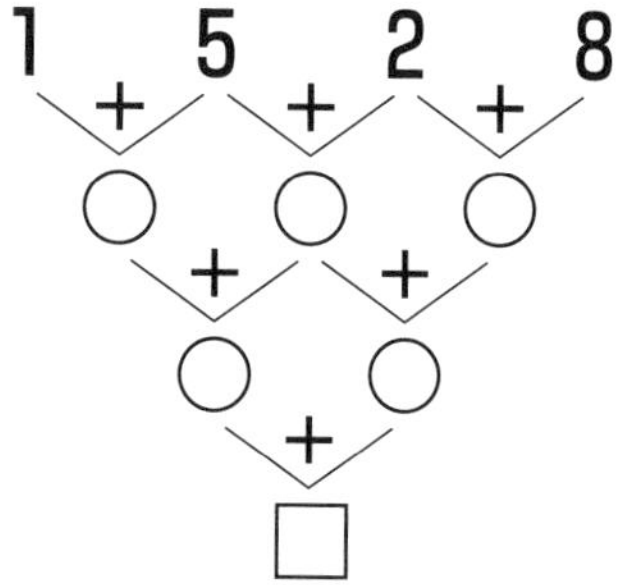

③

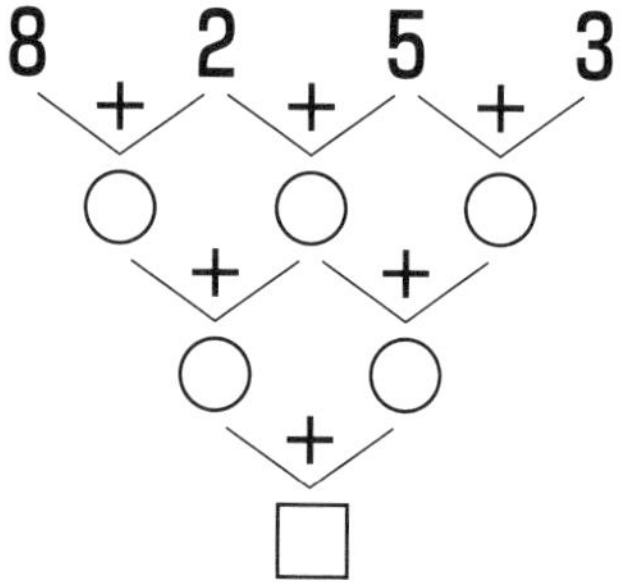

12

④

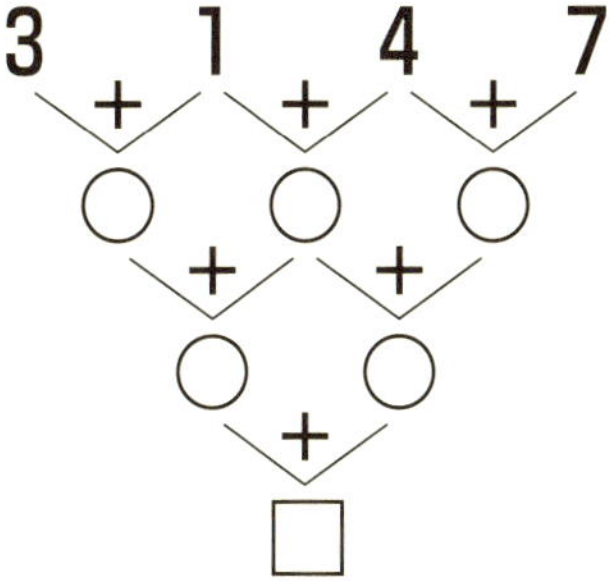

⑤

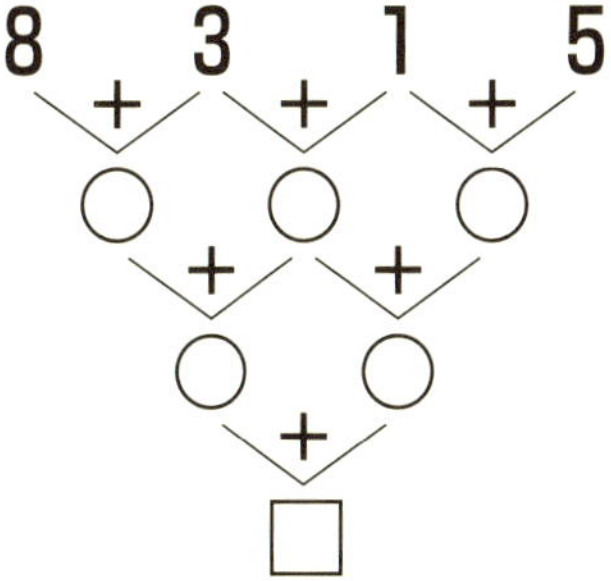

⑥

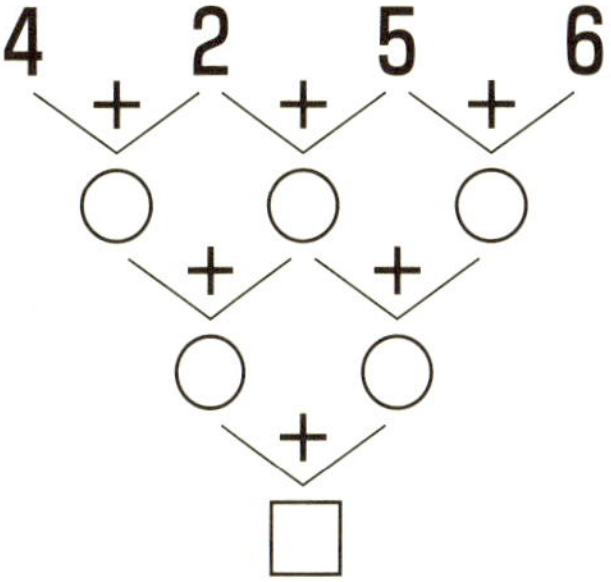

答えは63ページ

読み
12

できる限り速く読みましょう。

徒然草《つれづれぐさ》 ——つれづれなるままに／友《とも》とするにわろき者《もの》／ある人《ひと》、弓射《ゆみい》ることを習《なら》ふに 吉田兼好《よしだけんこう》

つれづれなるままに、日《ひ》くらし、硯《すずり》に向《む》かひて、心《こころ》にうつりゆくよしなしごとを、そこはかとなく書《か》きつくれば、あやしうこそものぐるほ《お》しけれ。（序段《じょだん》）

友《とも》とするにわろき者《もの》、七《なな》つあり。一《ひと》つには、高《たか》くやんごとなき人《ひと》。二《ふた》つには、若《わか》き人《ひと》。三《みっ》つには、病《やまい》なく身強《みつよ》き人《ひと》。四《よっ》つには、酒《さけ》を好《この》む人《ひと》。五《いつ》つには、猛《たけ》く勇《いさ》める兵《つわもの》。六《むっ》つには、そらごとする人《ひと》。七《なな》つには、欲深《よくふか》き人《ひと》。良《よ》き友《とも》、三《みっ》つあり。一《ひと》つには、物《もの》くるる友《とも》。二《ふた》つには、医師《くすし》。三《みっ》つには、知恵《ちえ》ある友《とも》。（第一一七段《だいひゃくじゅうしちだん》）

ある人《ひと》、弓射《ゆみい》ることを習《なら》ふに、諸矢《もろや》をたばさみて的《まと》に向《む》かふ《う》。師《し》のいはく《わ》、「初心《しょしん》の人《ひと》、二《ふた》つの矢《や》を持《も》つことなかれ。後《のち》の矢《や》を頼《たの》みて、初《はじ》めの矢《や》になほ《お》ざりの心《こころ》あり。毎《まい》

度《ど》ただ得失《とくしつ》なく、この一矢《ひとや》に定《さだ》むべしと思《おも》へ《え》。」と言《い》ふ《う》。わづ《ず》かに二《ふた》つの矢《や》、師《し》の前《まえ》にて一《ひと》つをおろかにせんと思《おも》は《わ》んや。懈怠《けだい》の心《こころ》、自《みずか》ら知《し》らずといへ《え》ども、師《し》これを知《し》る。この戒《いまし》め、万事《ばんじ》にわたるべし。

道《みち》を学《がく》する人《ひと》、夕《ゆう》べには朝《あした》あらんことを思《おも》ひ《い》、朝《あした》には夕《ゆう》べあらんことを思《おも》ひ《い》て、重《かさ》ねてねんごろに修《しゅ》せんことを期《ご》す。いは《わ》んや一刹那《いちせつな》のうちにおいて、懈怠《けだい》の心《こころ》あることを知《し》らんや。何《なん》ぞ、ただ今《いま》の一念《いちねん》において、直《ただ》ちにすることの甚《はなは》だ難《かた》き。

（第九二段《だいきゅうじゅうにだん》）

要約 たいくつにまかせて一日中硯に向かい、心に浮かぶことをとりとめなく書いていると、妙に気持ちがたかぶってくる。／友とするのに悪い者は高い身分の者、若い者、頑健な者、酒好きな者、勇ましいつわもの、うそつき、欲深い者。良い友は物をくれる友、医者、かしこい友。／ある人が弓を習った時、師匠は、初心者は二本の矢を持つな。後の矢をあてにする。ただこの一矢で命中させると思え、と言う。この戒めはすべてに通じる。修行をする人は、夜には翌朝があると思い、朝には今夜があると思い、後で念を入れて勉強しようと思う。なんと、直ちに実行するのが難しいことか。

参考 兼好は三十歳頃、官を辞して出家したらしい。『徒然草』には、豊かな教養と鋭い観察眼が生かされている。

懈怠…怠惰。

暗算12の答え ①36 ②30 ③32 ④25 ⑤25 ⑥31

暗算 13

となりどうしの数字を順にたしていき、□にあてはまる数字を暗算で求めましょう。

①

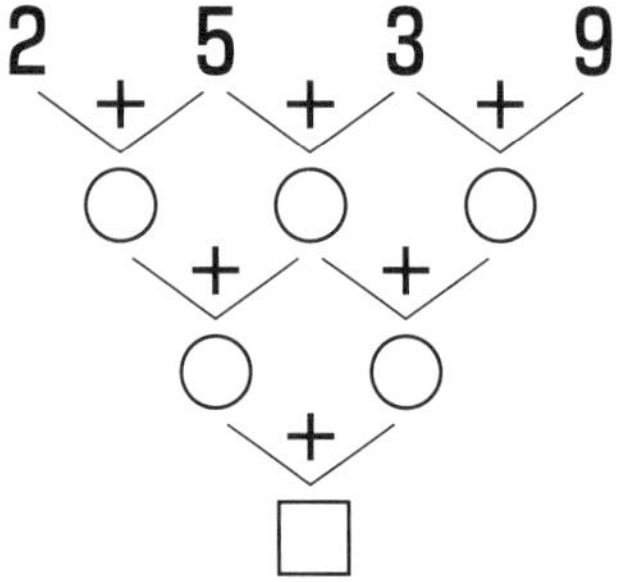

②

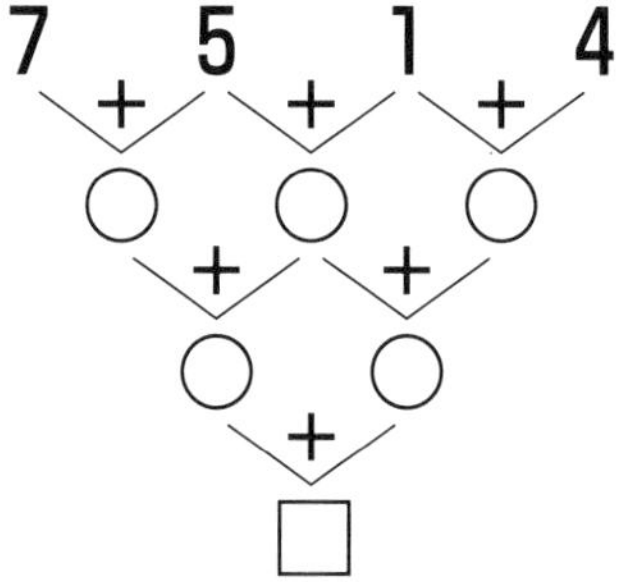

③

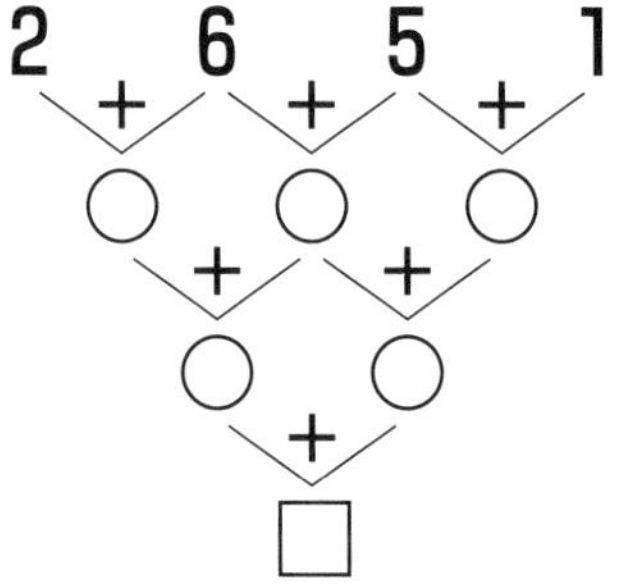

④

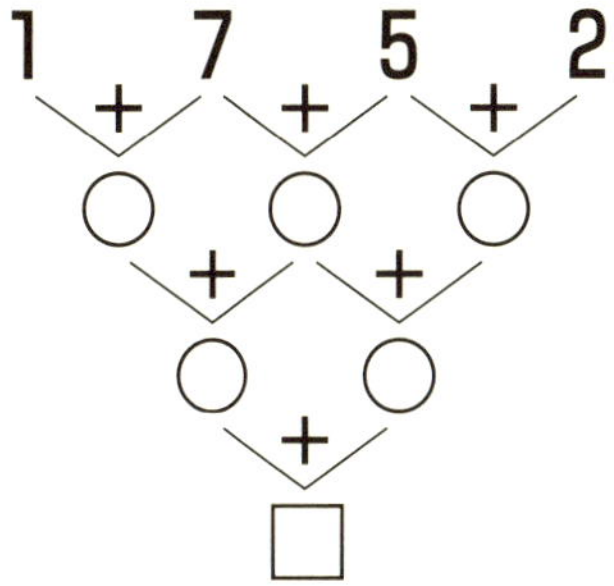

⑤

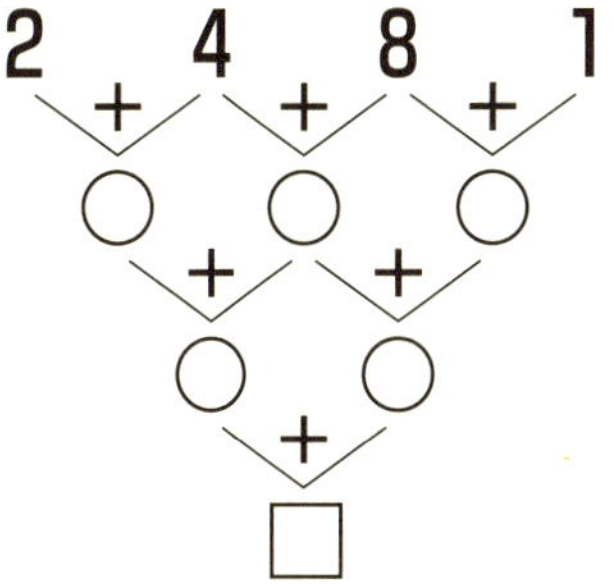

⑥

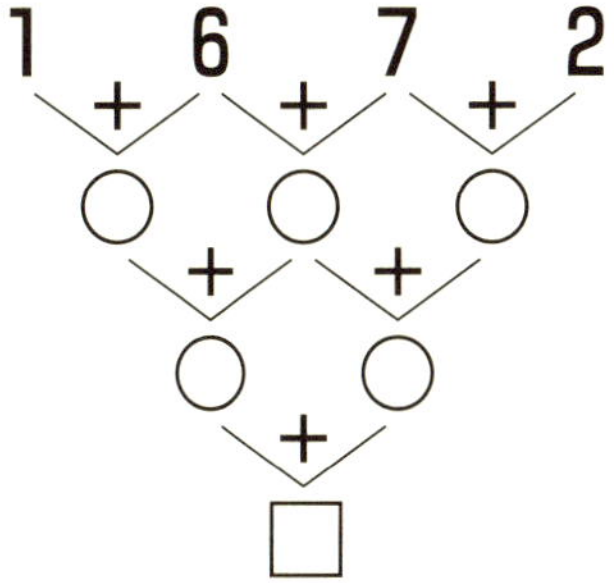

答えは67ページ

読み
13

できる限り速く読みましょう。

老子《ろうし》 ——無《む》の用《よう》

天《てん》は長《なが》く地《ち》は久《ひさ》し。天地《てんち》の能《よ》く長《なが》く且《か》つ久《ひさ》しき所以《ゆえん》の者《もの》は、其《そ》の自《みずか》ら生《しょう》ぜざるを以《もっ》てなり。故《ゆえ》に能《よ》く長生《ちょうせい》す。是《ここ》を以《もっ》て聖人《せいじん》は、其《そ》の身《み》を後《のち》にして而《しか》も身《み》は先《さき》んず。其《そ》の身《み》を外《そと》にして而《しか》も身《み》は存《そん》す。其《そ》の私《わたくし》無《な》きを以《もっ》てに非《あら》ずや、故《ゆえ》に能《よ》く其《そ》の私《わたくし》を成《な》す。

三十《さんじゅう》の輻《ふく》、一《ひと》つの轂《こく》を共《とも》にす。其《そ》の無《む》に当《あ》たつて、車《くるま》の用《よう》有《あ》り。埴《しょく》を埏《かた》めて以《もっ》て器《うつわ》を為《つく》る。其《そ》の無《む》に当《あ》たつて、器《うつわ》の用《よう》有《あ》り。戸牖《こゆう》を鑿《うが》つて以《もっ》て室《いえ》を為《つく》る。其《そ》の無《む》に当《あ》たつて、室《いえ》の用《よう》有《あ》り。故《ゆえ》に有《ゆう》の以《もっ》て利《り》と為《な》すは、無《む》の以《もっ》て用《よう》を為《な》せばなり。

大道《だいどう》廃《すた》れて、仁義《じんぎ》有《あ》り。慧智《けいち》出《い》でて、大偽《たいぎ》有《あ》り。六親《ろくしん》和《わ》せずして孝子《こうし》有《あ》り、国家《こっか》昏乱《こんらん》して忠臣《ちゅうしん》有《あ》り。

人《ひと》を知《し》る者《もの》は智《ち》なり、自《みずか》ら知《し》る者《もの》は明《めい》なり。人《ひと》に勝《か》つ者《もの》は力《ちから》有《あ》り、自《みずか》ら勝《か》つ者《もの》は強《つよ》し。足《た》ることを知《し》る者《もの》は富《と》めり。強《つと》めて行《おこな》う者《もの》は志《こころざし》有《あ》り。其《そ》の所《ところ》を失《たが》えざる者《もの》は久《ひさ》し。死《し》して而《しか》も亡《うしな》は《わ》ざる者《もの》は寿《いのちなが》し。

人《ひと》の生《しょう》ずるや柔弱《にゅうじゃく》にして、其《そ》の死《し》するや堅強《けんきょう》なり。草木《そうもく》の生《しょう》ずるや柔脆《じゅうぜい》にして、其《そ》の死《し》するや枯槁《ここう》なり。故《ゆえ》に堅強《けんきょう》なる者《もの》は死《し》の徒《と》にして、柔弱《にゅうじゃく》なる者《もの》は生《せい》の徒《と》なり。是《ここ》を以《もっ》て兵《へい》は強《つよ》ければ則《すなわ》ち勝《か》たず、木《き》は強《つよ》ければ則《すなわ》ち折《お》る。強大《きょうだい》なるは下《しも》に処《お》り、柔弱《にゅうじゃく》なるは上《かみ》に処《お》る。

要約 天地が長久なのは自ら生き続けようとしないからで、聖人も無私の態度のために自分を生かす。／車輪も器も家も、何もない部分が用をなす。つまり有ることの有用性は無にあるのだ。／道がすたれて仁義が説かれ、知恵者が出て偽りが、不和から孝行者が、国が乱れ忠臣が現れる。／他人を知るのは知恵者、自分を知る者こそ真の聡明。他人に勝つものは力があり、自分に勝つ者は真に強い。足るを知る者は富者であり、強いて行動する者は志がある。／武器があまりに強ければ勝てないし、強い木は折れる。木の幹のように強くて大きなものは下にあり、柔らかで弱いものは上にある。

参考 道家《どうか》の祖といわれる老子は、時に独特の逆説を駆使し、「無為自然《むいしぜん》」の重要を説き、人間のおごりを戒めている。

輻…車輪の輪を支え、中心に集まる木。**轂**…車輪の中央にある軸を差し込む部分。ここでは、その穴についていっている。**埴**…粘土。**戸牖**…戸口や窓。**六親**……身内。

暗算13の答え①35 ②29 ③36 ④39 ⑤39 ⑥42

暗算 14

となりどうしの数字を順にたしていき、□にあてはまる数字を暗算で求めましょう。

①

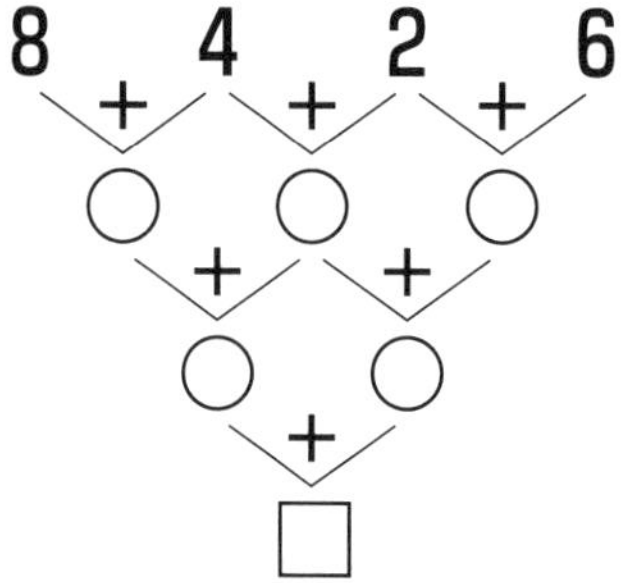

②

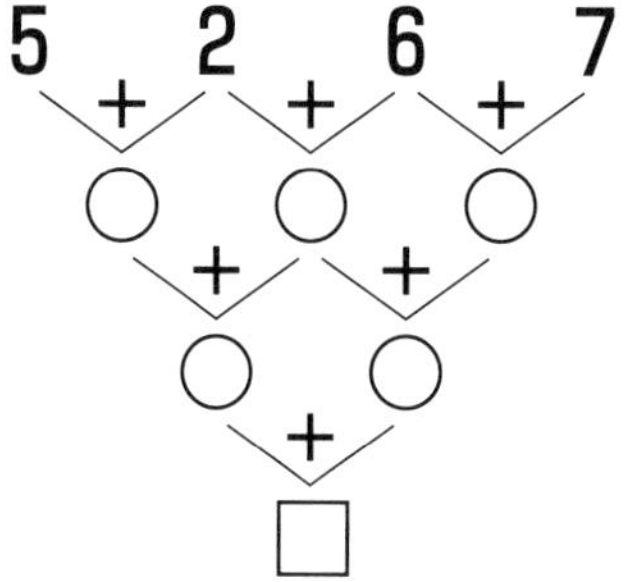

③

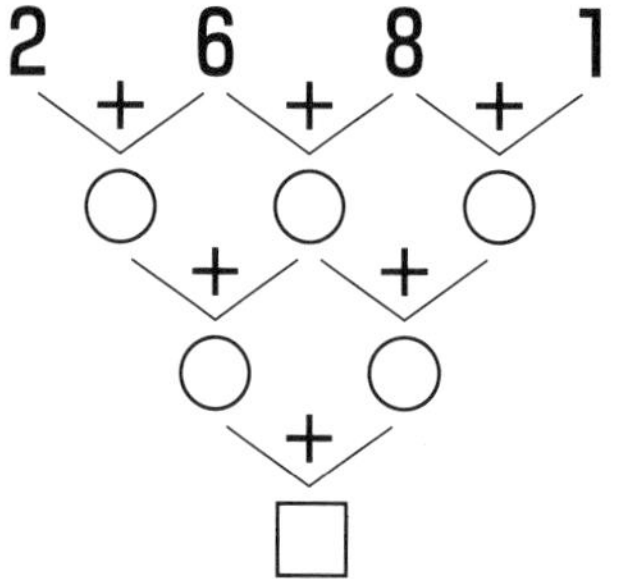

④

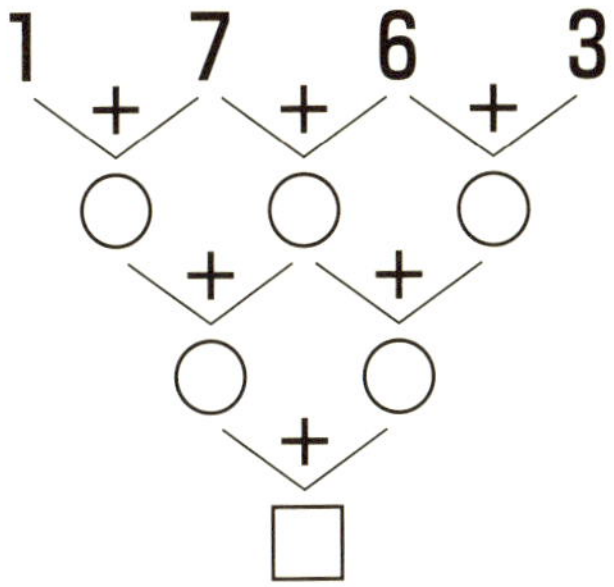

⑤

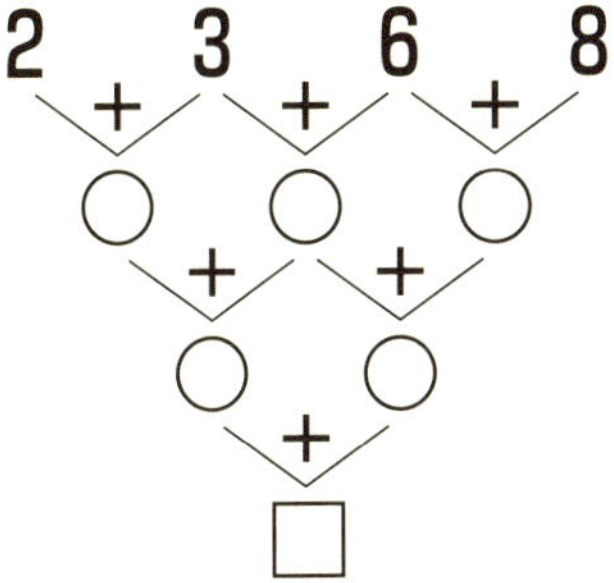

⑥

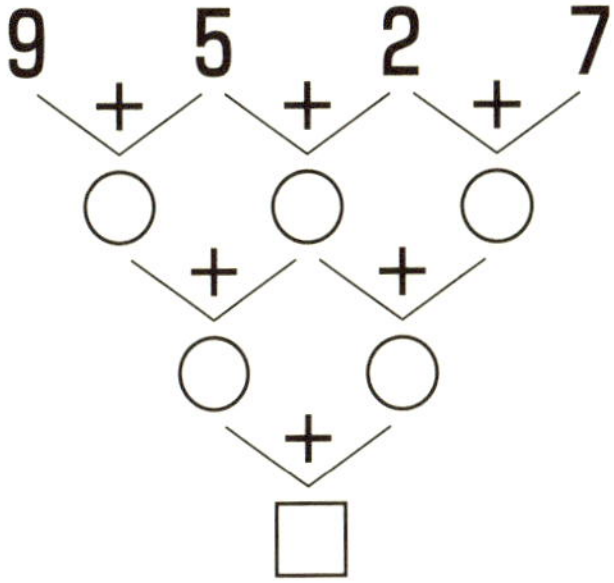

答えは71ページ

読み
14

できる限り速く読みましょう。

北越雪譜《ほくえつせっぷ》 ——雪頽《なだれ》

鈴木牧之《すずきぼくし》

山《やま》より雪《ゆき》の崩《くず》れ頽《おつ》るを里言《さとことば》に「なだれ」といふ《う》、又《また》「なで」ともいふ《う》。按《あん》ずるになだれは撫《な》で下《お》りる也《なり》、「る」を「れ」といふ《う》は活用《はたらかする》ことばなり、山《やま》にもいふ《う》也《なり》。ここには雪頽《ゆきくずる》の字《じ》を借《か》りて用《もち》ふ《う》。字書《じしょ》に頽《たい》は暴風《ぼうふう》ともあればよく叶《かな》へ《え》るにや。さて雪頽《なだれ》は雪吹《ふぶき》に双《ならべ》て雪国《ゆきぐに》の難義《なんぎ》とす。高山《たかやま》の雪《ゆき》は里《さと》よりも深《ふか》く、凍《こお》るも又里《またさと》よりは甚《はなは》だし。我《わ》が国東《くにとう》南《なん》の山々里《やまやまさと》にちかきも雪一丈四五尺《ゆきいちじょうしごしゃく》なるは浅《あさ》しとす。此雪凍《このゆきこお》りて岩《いわ》のごとくなるもの、二月《にがつ》のころにいたれば陽気地中《ようきちちゅう》より蒸《む》して解《と》けんとする時地気《ときちき》と天気《てんき》との為《ため》に破《われ》て響《ひび》きをなす。一片破《いっぺんわれ》て片々破《へんぺんわる》る、其響《そのひび》き大木《たいぼく》を折《お》るがごとし。これ雪頽《なだれ》んとするの萌也《きざしなり》。山《やま》の地勢《ちせい》と日《ひ》の照《て》らすとによりてなだるる処《ところ》となだれざる処《ところ》あり、なだるるはかならず二月《にがつ》にあり。里人《さとびと》はその時《とき》を知《し》り、処《ところ》を知《し》り、萌《きざし》を知《し》るゆゑ《え》に、なだれのために撃《う》たれ死《し》するもの稀也《まれなり》。しかれども天《てん》の気候不意《きこうふい》にして一定《いちじょう》ならざれば、雪頽《なだれ》の下《した》に身《み》を粉《こ》に砕《くだ》くもあり。雪頽《なだれ》の形勢《ありさま》いかんとなれば、なだれんとする雪《ゆき》の凍《こおり》、その大《だい》なるは十間以上《じっけんいじょう》、小《しょう》なるも九尺五尺《きゅうしゃくごしゃく》にあまる、大小数百千悉《だいしょうすうひゃくせんことごと》く方《しかく》をなして削《けず》りたてたるごとくなるもの幾千丈《いくせんじょう》の山《やま》の上《うえ》より一度《いちど》に崩《くず》れ頽《おつ》る、その響《ひび》き百千《ひゃくせん》の雷《いかずち》をなし大木《たいぼく》を折《お》り大石《たいせき》を倒《たお》す。此時《このとき》はかならず暴風力《はやてちから》をそへ《え》て粉《こな》に砕《くだ》きたる沙礫《こじゃり》のごとき雪《ゆき》を飛《と》ばせ、白日《はくじつ》も暗夜《あんや》の如《ごと》くその慄《おそろ》しき事筆帋《ことひっし》に尽《つ》くしがたし。

要約 山より雪が崩れるのを「なだれ」、「なで」という。「頽」は暴風の意もあり、うまい字を使っている。雪崩《なだれ》は吹雪《ふぶき》に並び雪国の悩みだ。高山の雪は深く、凍った雪が二月頃に緩み、幾片にも割れ、音は大木を折るようだ。これが雪崩の前兆である。地勢により、起きる所と起きない所があるが、起きる時は必ず二月だ。人はそれを知り、雪崩で死ぬことはまれである。雪崩の雪の氷は、大小数百千の角張ったのが高い山から一度に崩れ落ちる。その響きは百千の雷のようで、大木を折り、大石を倒す。この時、疾風も雪を飛ばし、昼間も暗夜のようで、その恐ろしさはとても文章にできない。

参考 鈴木牧之は、江戸後期の郷土史家で越後《えちご》の塩沢《しおざわ》に生まれた。『北越雪譜』には、作者自身の挿し絵も多くある。

一丈…約三メートル。　**一尺**…一丈の十分の一。　**一間**…六尺。約一・八メートル。
筆帋…筆と紙。文章にすること。

暗算14の答え①32 ②36 ③45 ④43 ⑤37 ⑥37

暗算 15

となりどうしの数字を順にたしていき、□にあてはまる数字を暗算で求めましょう。

①

3 ＋ 7 ＋ 2 ＋ 9

○ ＋ ○ ＋ ○

○ ＋ ○

□

②

7 ＋ 2 ＋ 4 ＋ 6

○ ＋ ○ ＋ ○

○ ＋ ○

□

③

8 ＋ 2 ＋ 5 ＋ 3

○ ＋ ○ ＋ ○

○ ＋ ○

□

15

④

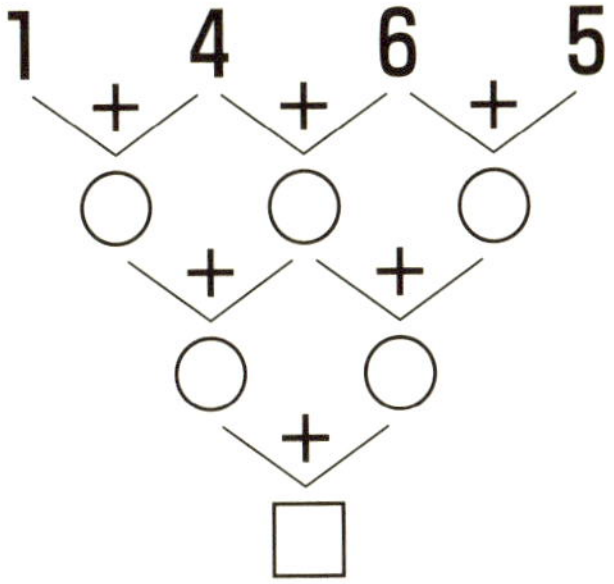

⑤

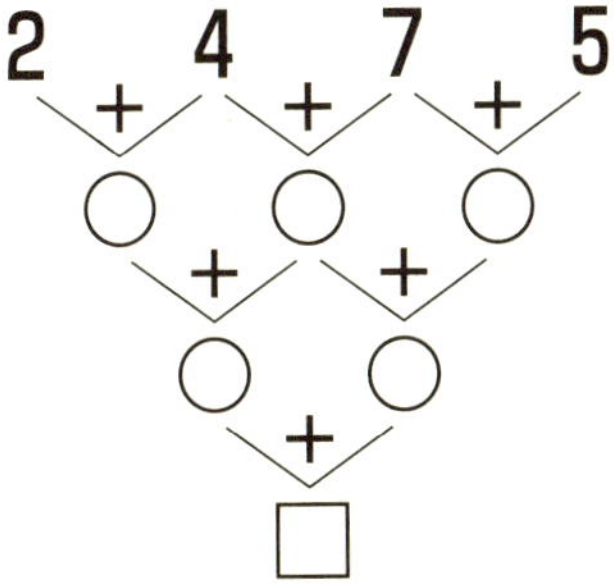

⑥

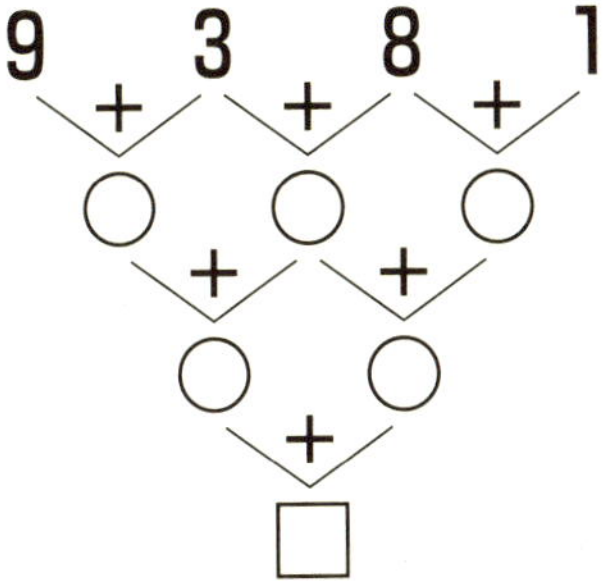

答えは75ページ

読み
15

できる限り速く読みましょう。

奥《おく》の細道《ほそみち》 ——月日《つきひ》は百代《はくたい》の過客《かかく》にして、行《ゆ》きかふ年《とし》もまた旅人《たびびと》なり

松尾芭蕉《まつおばしょう》

月日《つきひ》は百代《はくたい》の過客《かかく》にして、行《ゆ》きかふ年《とし》もまた旅人《たびびと》なり。舟《ふね》の上《うえ》に生涯《しょうがい》を浮《う》かべ、馬《うま》の口《くち》とらへ《え》て老《お》いを迎《むか》ふる者《もの》は、日々《ひび》旅《たび》にして旅《たび》をすみかとす。古人《こじん》も多《おお》く旅《たび》に死《し》せるあり。予《よ》も、いづ《ず》れの年《とし》よりか、片雲《へんうん》の風《かぜ》に誘《さそ》は《わ》れて、漂泊《ひょうはく》の思《おも》ひ《い》やまず、海浜《かいひん》にさすらへ《え》、去年《こぞ》の秋《あき》、江上《こうしょう》の破屋《はおく》にくもの古巣《ふるす》を払《はら》ひ《い》て、やや年《とし》も暮《く》れ、春《はる》立《た》てる霞《かすみ》の空《そら》に、白河《しらかわ》の関《せき》越《こ》えんと、そぞろ神《がみ》の物《もの》につきて心《こころ》を狂《くる》は《わ》せ、道祖神《どうそじん》の招《まね》きにあひ《い》て、取《と》るもの手《て》につかず。ももひきの破《やぶ》れをつづり、笠《かさ》の緒《お》付《つ》けかへ《え》て、三里《さんり》に灸《きゅう》すゆるより、松島《まつしま》の月《つき》まづ《ず》心《こころ》にかかりて、住《す》めるかたは人《ひと》に譲《ゆず》り、杉風《さんぷう》が別墅《べっしょ》に移《うつ》るに、

草《くさ》の戸《と》も住《す》みかはる《わ》代《よ》ぞひなの家《いえ》

表八句《おもてはっく》を庵《いおり》の柱《はしら》に掛《か》けおく。

弥生《やよい》も末《すえ》の七日《なぬか》、あけぼのの空朧々《そらろうろう》として、月《つき》は有明《ありあけ》にて光《ひかり》を《お》さまれるものから、富士《ふじ》の峰《みね》かすかに見《み》えて、上野《うえの》・谷中《やなか》の花《はな》のこずゑ《え》、またいつかはと心細《こころぼそ》し。むつましきかぎりは宵《よい》よりつどひ《い》て、舟《ふね》に乗《の》りて送《おく》る。千住《せんじゅ》といふ所《うところ》にて舟《ふね》をあがれば、前《ぜん》途三千里《とさんぜんり》の思《おも》ひ《い》胸《むね》にふさがりて、幻《まぼろし》のちまたに離別《りべつ》の涙《なみだ》をそそく《ぐ》。

行《ゆ》く春《はる》や鳥《とり》啼《な》き魚《うお》の目《め》は涙《なみだ》

これを矢立《やたて》の初《はじ》めとして、行《ゆ》く道《みち》なほ《お》進《すす》まず。人々《ひとびと》は途中《とちゅう》に立《た》ち並《なら》びて、後《うし》ろ影《かげ》の見《み》ゆるまではと、見送《みおく》るなるべし。

要約 月日は永遠に旅を続ける旅人のようなものである。古人も多く旅で死んでいる。私も旅への思いがやまず、海辺を放浪し、去年帰ってようやく年も暮れたのに、今度は白河の関を越えたいとそわそわする。旅支度をととのえ、家を譲り、「この草庵も主人が住み替わり、雛人形《ひなにんぎょう》が飾られることだろう」とよむ。三月二十七日、早朝に旅立つ。上野・谷中の桜を再び見られるかと心細い。千住で舟から上がると胸がつまり、離別の涙を流す。「春を惜しんで、鳥は鳴き、魚の目にも涙があふれているようだ。」これを書き初めとする。送る人々は見えるまではと見送るのであろう。

参考 『奥の細道』の旅は元禄《げんろく》二年春、四十五歳の芭蕉と門人曾良《そら》が大垣《おおがき》までの二四〇〇キロを半年かけて歩いたもの。

古人…李白《りはく》や杜甫《とほ》、西行《さいぎょう》などのこと。 **江上の破屋**…江戸深川《えどふかがわ》の隅田川《すみだがわ》ほとりの芭蕉庵《ばしょうあん》。

三里…灸《きゅう》をすえると健脚になるという、膝頭《ひざがしら》の下の外側のくぼみ。

暗算15の答え①39 ②31 ③32 ④36 ⑤40 ⑥43

暗算16

となりどうしの数字を順にたしていき、□にあてはまる数字を暗算で求めましょう。

①

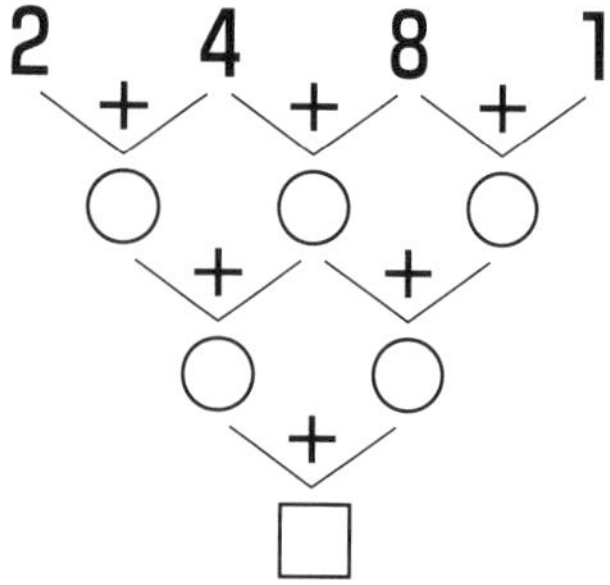

②

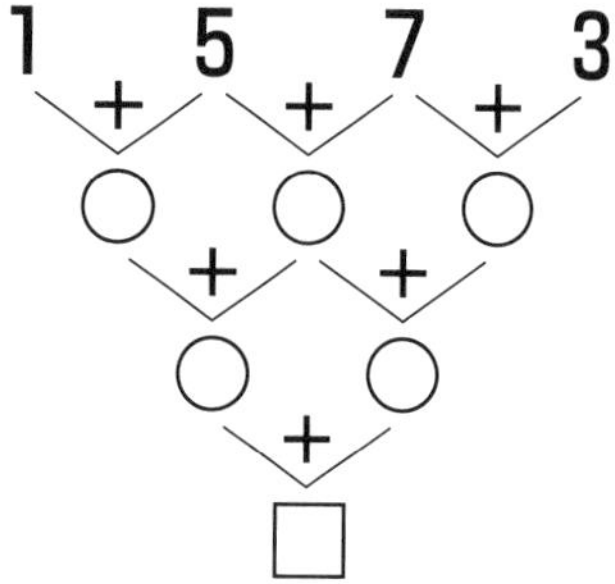

③

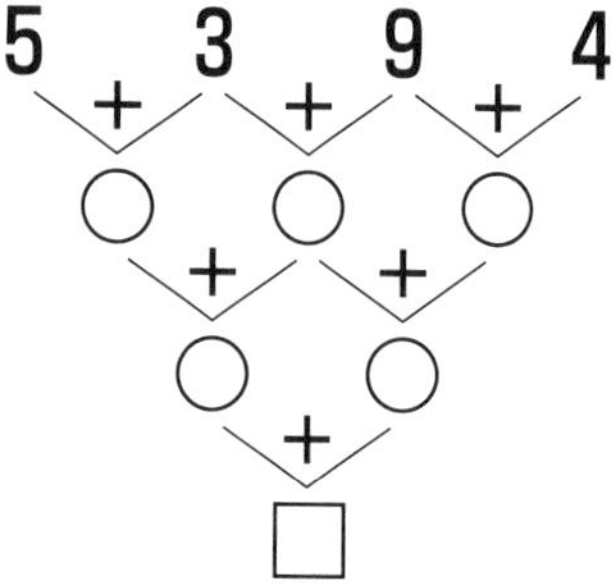

④

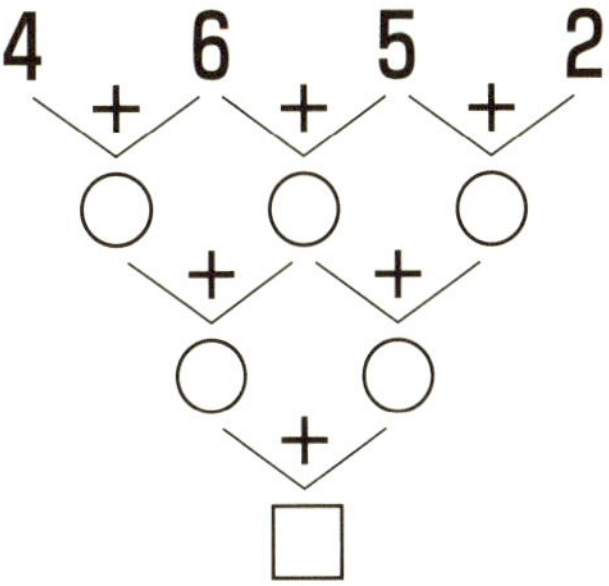

⑤

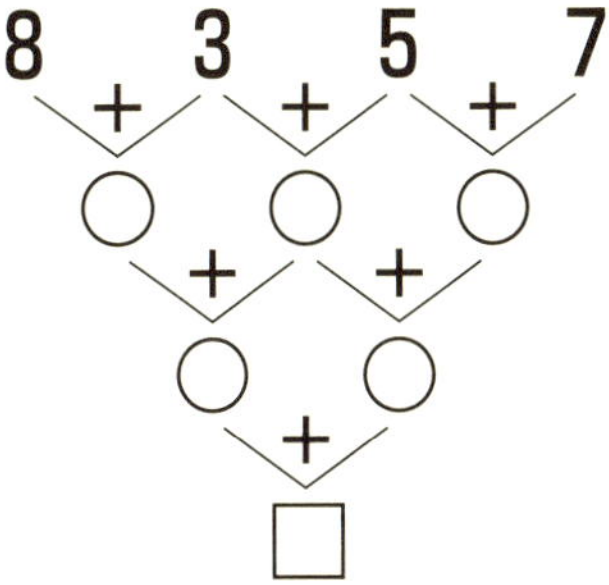

⑥

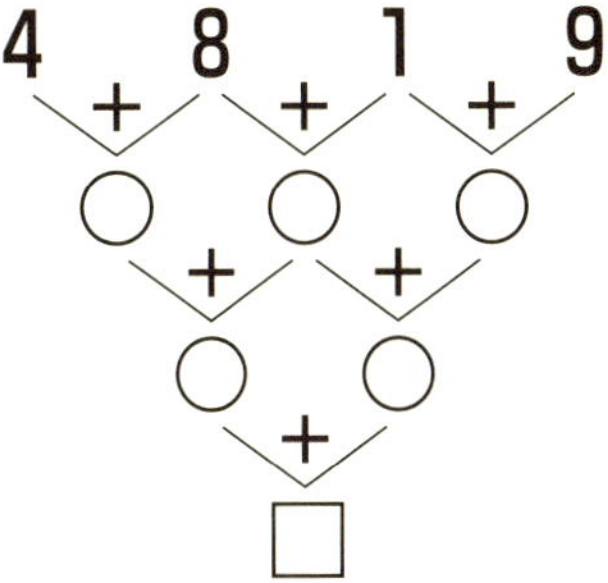

答えは79ページ

できる限り速く読みましょう。

曾根崎心中《そねざきしんじゅう》 ——道行《みちゆき》

近松門左衛門《ちかまつもんざえもん》

この世《よ》のなごり。夜《よ》もなごり。死《し》にに行《ゆ》く身《み》をたとふれば、あだしが原《はら》の道《みち》の霜《しも》。一足《ひとあし》づつに消《き》えて行《ゆ》く。夢《ゆめ》の夢《ゆめ》こそあはれなれ。あれ数《かぞ》ふれば、暁《あかつき》の。七《なな》つの時《とき》が六《む》つ鳴《な》りて、残《のこ》る一《ひと》つが今生《こんじょう》の。鐘《かね》の響《ひび》きの聞《き》き納《おさ》め。寂滅為楽《じゃくめついらく》と響《ひび》くなり。鐘《かね》ばかりかは。草《くさ》も木《き》も。空《そら》もなごりと見上《みあ》ぐれば。雲心《くもごころ》なき水《みず》の音《おと》、北斗《ほくと》は冴《さ》えて影映《かげうつ》る、星《ほし》の妹背《いもせ》の天《あま》の川《がわ》。梅田《うめだ》の橋《はし》を鵲《かささぎ》の橋《はし》と契《ちぎ》りて、いつまでも。我《われ》とそなたは婦夫星《めおとぼし》。かならずさうと縋《すが》り寄《よ》り。二人《ふたり》がなかに降《ふ》る涙《なみだ》、川《かわ》の水嵩《みかさ》も増《ま》さるべし。向かふ《むこう》の二階《にかい》は。何屋《なにや》とも。おぼつかなさけ最中《さいちゅう》にて。まだ寝《ね》ぬ灯影《ひかげ》、声高《こえたか》く。今年《ことし》の心中《しんじゅう》よしあしの。言《こと》の葉草《はぐさ》や。繁《しげ》るらん。聞《き》くに心《こころ》もくれはどり、あやなや、昨日今日《きのうきょう》までも。余所《よそ》に言《い》ひしが、明日《あす》よりは我《われ》も噂《うわさ》の数《かず》に入《い》り。世《よ》に謡《うた》はれん。謡《うた》はば謡へ《うたえ》、謡《うた》ふを聞《き》けば。

どうで女房《にょうぼう》にや持《も》ちやさんすまい。いらぬものぢ《じ》やと思《おも》へども。げに思《おも》へども、嘆《なげ》けども、身《み》も世《よ》も思《おも》ふままならず。いつを今日《きょう》とて今日《きょう》が日《ひ》まで。心《こころ》の伸《の》びし夜半《よわ》もなく。思《おも》はぬ色《いろ》に、苦《くる》しみに。どうしたことの縁《えん》ぢ《じ》ややら。忘《わす》るる暇《ひま》はないわいな。それに振捨《ふりす》て行《い》かうとは。やりやしませぬぞ。手《て》にかけて。殺《ころ》しておいて行《い》かんせな。放《はな》ちはやらじと泣《な》きければ。歌《うた》も多《おお》きにあの歌《うた》を。時《とき》こそあれ今宵《こよい》しも。謡《うた》ふは誰《た》そや、聞《き》くは我《われ》。過《す》ぎにし人《ひと》も我々《われわれ》も。一《ひと》つ思《おも》ひと縋《すが》り付《つ》き、声《こえ》も惜《お》しまず泣《な》きゐ《い》たり。

要約 この世の別れ、夜も別れ。死にに行く身をたとえると、あだしが原の墓地への道の、霜が一足踏むごとに消えるよう。七つの鐘の六つ鳴って、あとの一つがこの世の鐘の聞き納め。牽牛織女《けんぎゅうしょくじょ》のように夫婦星《めおとぼし》になろうと二人はすがり、流す涙で川の水嵩《みずかさ》も増すだろう。向こうの二階ではまだ寝ないのか、今年の心中のうわさでもしているのだろう。他人事だった心中も、明日から我が身がそのうわさに入り、謡われる。謡わば謡えと聞いていると、丁度聞こえてきたのは心中の歌。歌も多いのにあの歌を今宵聞くとは。昔の人も同じ思いと、二人はまたすがりついて声を惜しまず泣いたのだった。

参考 世話物浄瑠璃《せわものじょうるり》。醤油屋《しょうゆや》の手代徳兵衛《とくべえ》と遊女お初《はつ》が、死を決意して曾根崎《そねざき》の森に行く「道行」の場面である。

七つの時…午前三時頃。　**寂滅為楽**…生死の苦がない涅槃《ねはん》の、真に楽な境地。

どうで女房にや～放ちはやらじと泣きければ…「心中江戸三界《さんがい》」の歌の一節。

暗算16の答え①39 ②40 ③45 ④39 ⑤39 ⑥40

暗算 17

となりどうしの数字を順にたしていき、□にあてはまる数字を暗算で求めましょう。

①

6 + 5 + 2 + 8

○ + ○ + ○

○ + ○

□

②

9 + 2 + 5 + 7

○ + ○ + ○

○ + ○

□

③

5 + 1 + 9 + 3

○ + ○ + ○

○ + ○

□

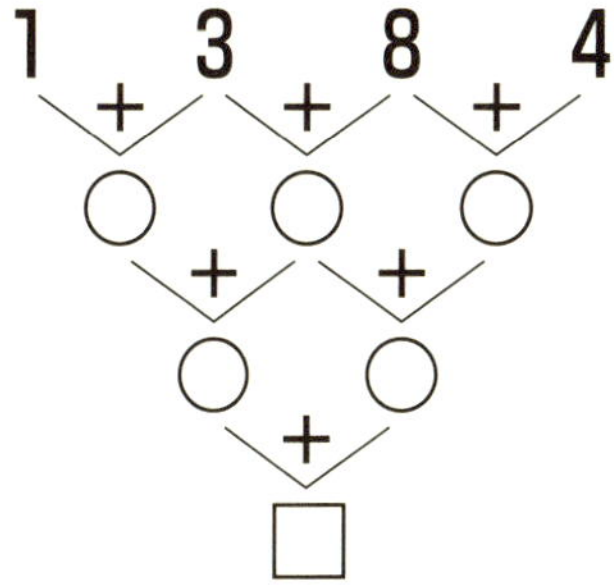

④

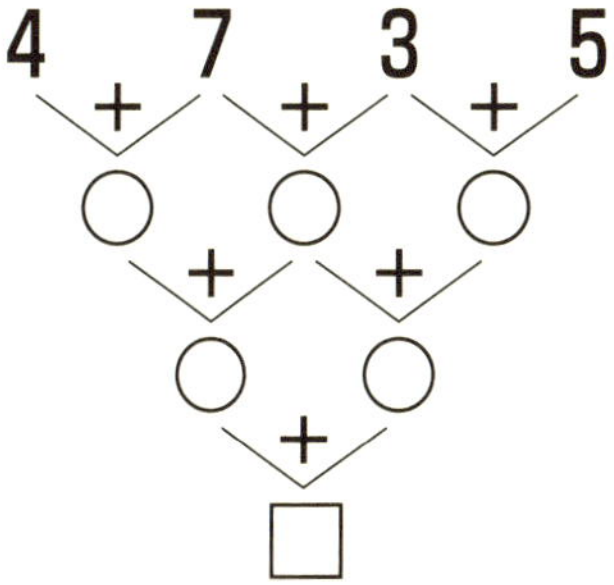

⑤

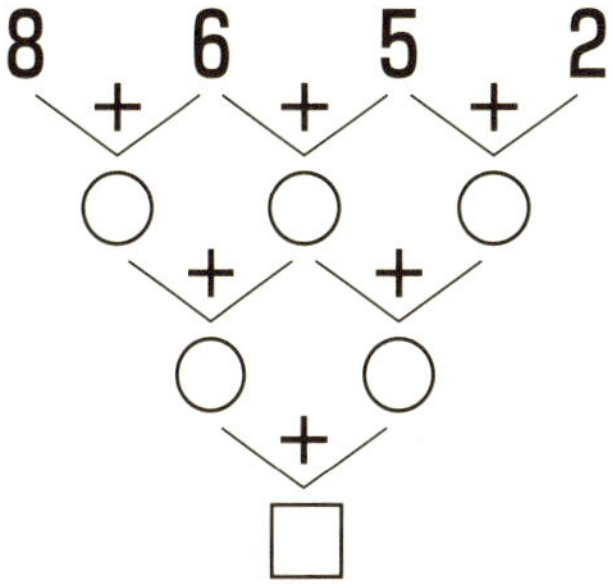

⑥

答えは83ページ

読み
17

できる限り速く読みましょう。

長恨歌《ちょうごんか》

——眸《ひとみ》を廻《めぐ》らして一《ひと》たび笑《わら》へば百媚《ひゃくび》生《しょう》ず

白居易《はくきょい》

漢皇《かんこう》 色《いろ》を重《おも》んじて 傾国《けいこく》を思《おも》ふ／御宇《ぎょう》 多年《たねん》 求《もと》むれども 得《え》ず
楊家《ようか》に女《むすめ》有《あ》り 初《はじ》めて長成《ちょうせい》す／養《やしな》はれて深閨《しんけい》に在《あ》り 人《ひと》 未《いま》だ識《し》らず
天生《てんせい》の麗質《れいしつ》は自《みずか》ら棄《す》て難《がた》く／一朝《いっちょう》 選《えら》ばれて君王《くんおう》の側《かたわら》に在《あ》り
眸《ひとみ》を廻《めぐ》らして一《ひと》たび笑《わら》へば百媚《ひゃくび》生《しょう》じ／六宮《りくきゅう》の粉黛《ふんたい》 顔色《がんしょく》無《な》し
春寒《はるさむ》くして浴《よく》を賜《たも》ふ華清《かせい》の池《ち》／温泉《おんせん》 水滑《みずなめ》らかにして 凝脂《ぎょうし》に洗《そそ》ぐ
侍児《じじ》扶《たす》け起《お》こせば 嬌《きょう》として力《ちから》無《な》し／始《はじ》めて是《こ》れ新《あら》たに恩沢《おんたく》を承《う》くるの時《とき》
雲鬢《うんびん》 花顔《かがん》 金歩揺《きんほよう》／芙蓉《ふよう》の帳《とばり》暖《あたた》かにして春宵《しゅんしょう》を度《わた》る
春宵《しゅんしょう》は短《みじか》きに苦《くる》しみ 日《ひ》高《た》けて起《お》く／此《これ》従《よ》り君王《くんおう》は早朝《そうちょう》せず
歓《たの》しみを承《むか》へ 宴《えん》に侍《はべ》りて 閑暇《かんか》無《な》く／春《はる》は春《はる》の遊《あそ》びに従《したが》ひ 夜《よる》は夜《よる》を専《もっぱ》らにす

後宮《こうきゅう》の佳麗《かれい》　三千人《さんぜんにん》／三千《さんぜん》の寵愛《ちょうあい》　一身《いっしん》に在《あ》り

金屋《きんおく》　粧《よそお》ひ《い》成《な》つて嬌《あでや》かに夜《よ》に侍《はべ》り／玉楼《ぎょくろう》　宴罷《うたげや》んで　酔《よ》ふ《う》て春《はる》に和《わ》す

姉妹《しまい》　弟兄《ていけい》　皆土《みなくに》を列《つら》ね／憐《あわ》れむ可《べ》し　光彩《こうさい》　門戸《もんこ》に生《しょう》ずるを

遂《つい》に天下《てんか》の父母《ふぼ》の心《こころ》をして／男《おとこ》を生《う》むことを重《おも》んぜず　女《おんな》を生《う》むことを重《おも》んぜしむ

驪宮《りきゅう》高《たか》き処《ところ》　青雲《せいうん》に入《い》り／仙楽《せんがく》は風《かぜ》に飄《ひるがえ》りて処処《しょしょ》に聞《き》こゆ

緩歌《かんか》と慢舞《まんぶ》は糸竹《しちく》を凝《こ》らし／尽日《じんじつ》　君王《くんおう》　看《み》れども足《あ》かず

要約　漢の皇帝は美人を探していて、楊家の娘が選ばれた。娘の美しさは、後宮のどの美人も及ばない程だった。娘は温泉で入浴し、いよいよ君王の愛情を受けることになった。春の宵は短く、日が高くなって起き出す。これより君王は朝早く起きて政務に就くことはなかった。後宮には美人が三千人いたが、女は君王を独占した。楊家一門は領地を与えられ、みな繁栄したので、世の父母はついに、男を生むより女を生むことを重んじるようになった。驪山の宮殿は青雲に届き、仙人の音楽のような響きは風に乗って聞こえてくる。緩やかな歌と舞、管弦を聞き、一日中君王は飽きることがない。

参考　唐《とう》の玄宗《げんそう》皇帝と楊貴妃《ようきひ》の恋をうたったもの。この後安史《あんし》の乱が起こり、玄宗は長安《ちょうあん》を追われ、楊貴妃は殺される。

漢皇…漢の皇帝。実は唐の玄宗皇帝のこと。　**傾国**…絶世の美人。　**御宇**…天子の治世。

六宮の粉黛…後宮の美人。　**華清の池**…華清宮中の温泉。　**金歩揺**…金のかんざし。

暗算17の答え①35 ②37 ③38 ④38 ⑤39 ⑥43

暗算 18

となりどうしの数字を順にたしていき、□にあてはまる数字を暗算で求めましょう。

①

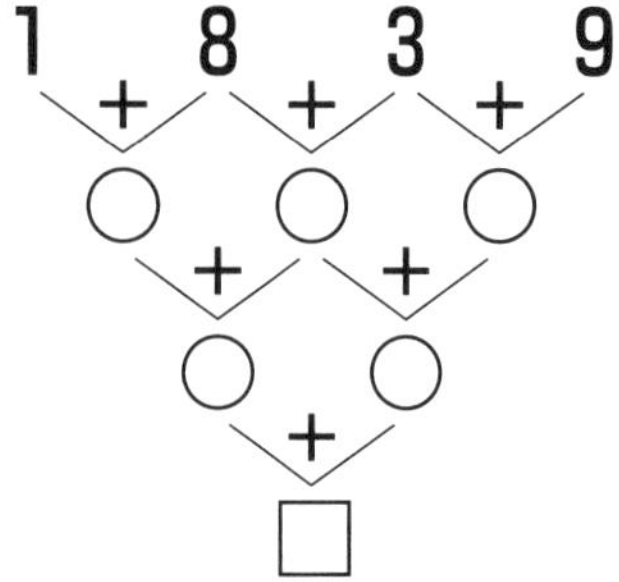

②

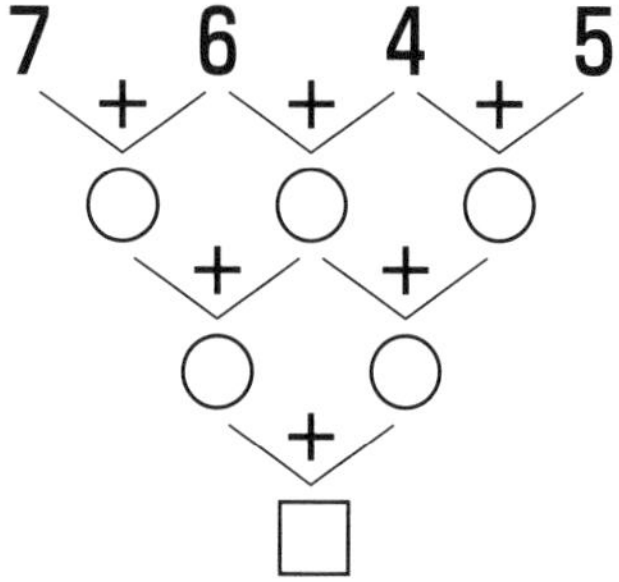

③

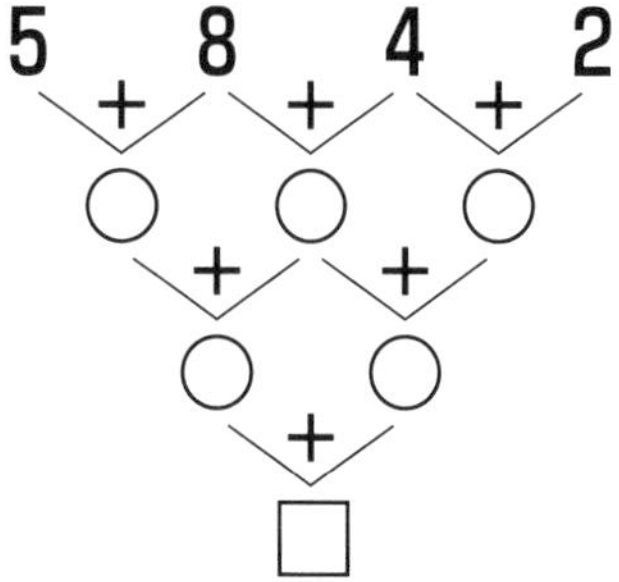

18

④

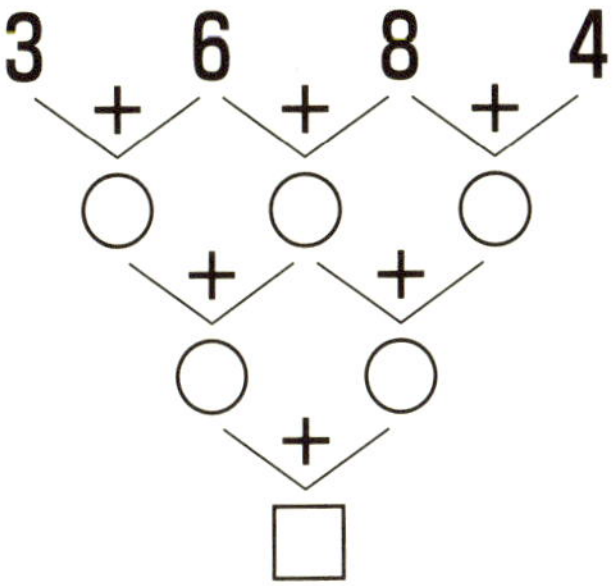

⑤

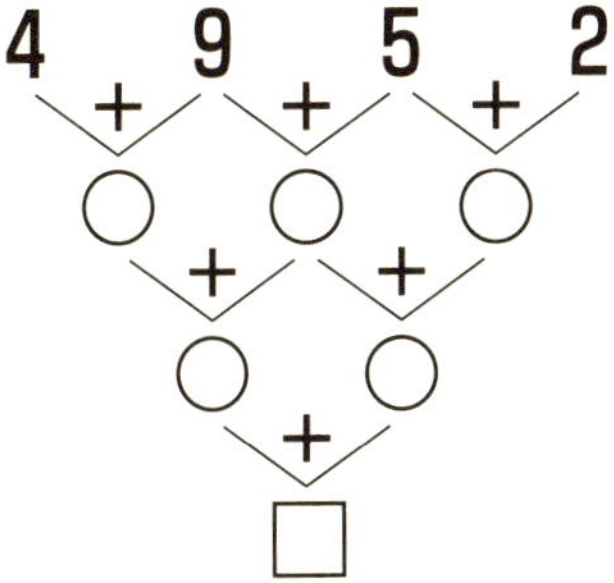

⑥

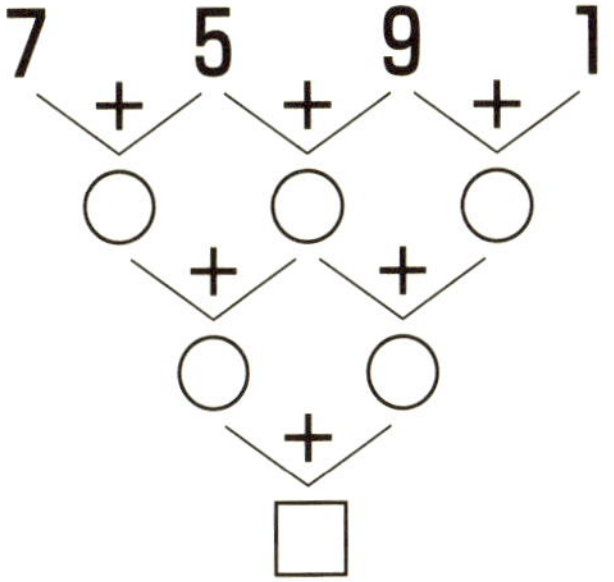

答えは87ページ

できる限り速く読みましょう。

源氏物語《げんじものがたり》 ——光源氏《ひかるげんじ》の誕生《たんじょう》

紫式部《むらさきしきぶ》

いづ《ず》れの御時《おおんとき》にか、女御《にょうご》・更衣《こうい》あまたさぶらひ《い》たまひ《い》ける中《なか》に、いとやむ《ん》ごとなききはには《わ》あらぬが、すぐれて時《とき》めきたまふ《う》ありけり。初《はじ》めよりわれはと思《おも》ひ《い》あがりたまへ《え》る御方々《おんかたがた》、めざましきものにおとしめ嫉《そね》みたまふ《う》。同《おな》じほど、それより下臈《げろう》の更衣《こうい》たちは、ましてやすからず。朝夕《あさゆう》の宮仕《みやづか》へ《え》につけても、人《ひと》の心《こころ》をのみ動《うご》かし、恨《うら》みを負《お》ふ《う》つもりにやありけん、いとあつしくなりゆき、もの心細《こころぼそ》げに里《さと》がちなるを、いよいよ飽《あ》かずあは《わ》れなるものに思《おも》ほ《お》して、人《ひと》のそしりをもえ憚《はばか》らせたまは《わ》ず、世《よ》のためしにもなりぬべき御《おん》もてなしなり。上達部《かんだちめ》・上人《うえびと》なども、あいなく目《め》をそばめつつ、いとまばゆき人《ひと》の御《おん》おぼえなり。唐土《もろこし》にも、かかる事《こと》の起《お》こりにこそ、世《よ》も乱《みだ》れ悪《あ》しかりけれと、やう《よ》やう《よ》天《あめ》の下《した》にも、あぢ《じ》きなう人《ひと》のもてなやみぐさになりて、楊貴妃《ようきひ》のためしも引《ひ》き出《い》でつべくなりゆくに、いとはしたなきこと多《おお》かれど、かたじけなき御《み》心《こころ》ばへ《え》のたぐひ《い》なきを頼《たの》みにてまじらひ《い》たまふ《う》。

父《ちち》の大納言《だいなごん》は亡《な》くなりて、母北《ははきた》の方《かた》なむ《ん》、いにしへ《え》の人《ひと》のよしあるにて、親《おや》うち具《ぐ》し、さしあたりて世《よ》のおぼえ華《はな》やかなる御方々《おんかたがた》にもいたう《と》劣《おと》らず、何事《なにごと》の儀式《ぎしき》をももてなしたまひ《い》けれど、とりたてて、はかばかしき後見《うしろみ》しなければ、事《こと》ある時《とき》は、なほ《お》拠《よ》りどころなく心細《こころぼそ》げなり。

前《さき》の世《よ》にも、御契《おんちぎ》りや深《ふか》かりけん、世《よ》になく清《きよ》らなる玉《たま》の男御子《おのこみこ》さへ《え》生《う》まれたまひ《い》ぬ。

要約　どの帝の御代か、多くの女御や更衣の中で、高い身分とはいえぬお方で、帝の格別な寵愛を受けている方があった。この更衣はほかの女御、更衣の恨みが積もり積もったせいか、病弱になり、里にひきこもりがちになる。帝はますます執着したので、世間からも楊貴妃の例を出されてうわさになる。更衣はいたたまれなくなるが、帝の気持ちだけを頼りに宮仕えなさる。しかし、更衣の父の大納言はすでに亡く、強い後ろ盾がない更衣はやはり心細げである。そうしているうちに、帝と更衣の前世での御宿縁が深かったのだろう、世に類のない玉のような皇子までお生まれになった。

参考　光源氏の母、桐壺《きりつぼ》の更衣は、周囲の厳しい目に耐えられず、まもなく若宮を残して死んでしまう。

女御…中宮《ちゅうぐう》に次ぐ天皇の夫人。大臣家などの娘がなる。　**更衣**…大納言以下の殿上人の娘がなる。　**めざましき**…意外で、目障りな。　**あつし**…病弱であること。

暗算18の答え①43　②42　③43　④49　⑤48　⑥50

暗算 19

となりどうしの数字を順にたしていき、□にあてはまる数字を暗算で求めましょう。

①

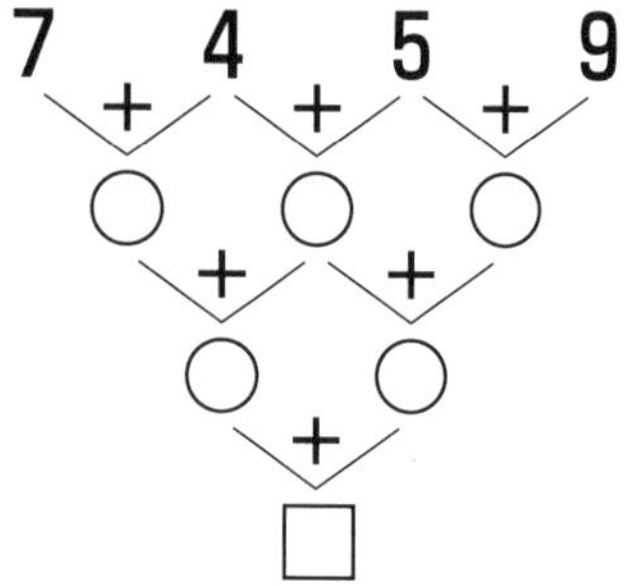

②

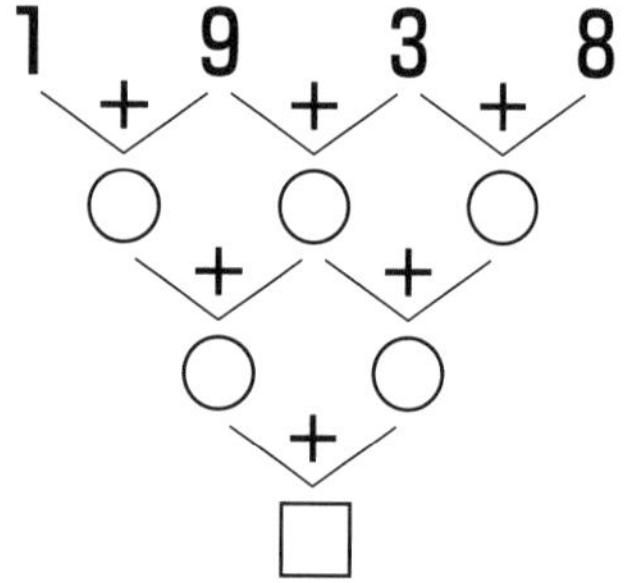

③

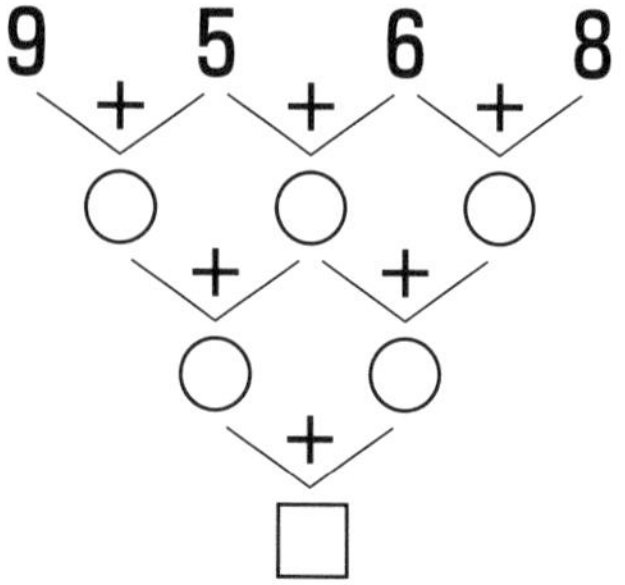

19

④

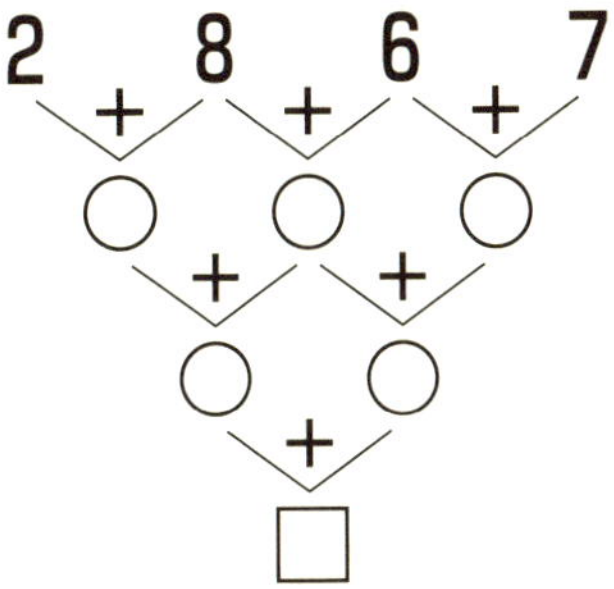

⑤

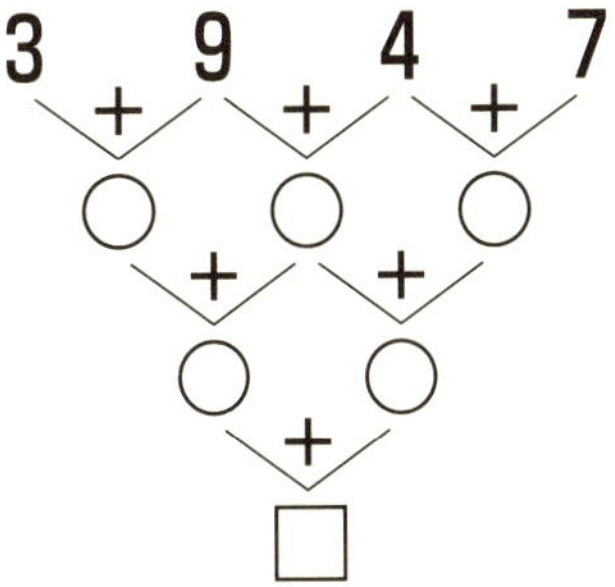

⑥

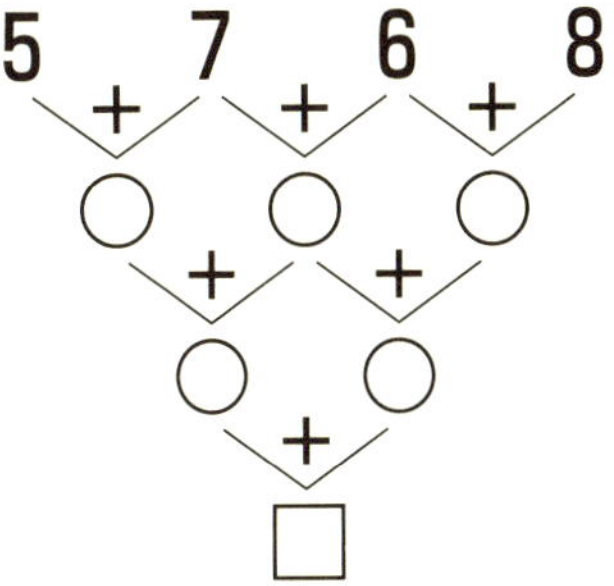

答えは91ページ

読み
19

できる限り速く読みましょう。

輔儲訓《ほちょくん》 ――次《つぎ》の藩主《はんしゅ》に伝《つた》える志《こころざし》

上杉鷹山《うえすぎようざん》

一《ひとつ》 おおよそ人君《じんくん》の通弊《つうへい》は、玉簾《ぎょくれん》深《ふか》き中《なか》に長養《ちょうよう》し、富貴《ふうき》に沈淪《ちんりん》せられ候間《そうろうあいだ》、おのづ《ず》から世事《せじ》の艱苦《かんく》なる事《こと》をも弁《べん》ぜず、下民《げみん》の寠《ろう》にも疎《うと》く、これあり候《そうろう》。これよりして、驕《きょう》泰《たい》の情《じょう》、日々《ひび》に長《ちょう》じ、奢侈《しゃし》の心《こころ》、月々《つきづき》に盛《さか》んにして、いつしか天職《てんしょく》に供《きょう》し候大切《そうろうたいせつ》なることも忘却《ぼうきゃく》し、先祖《せんぞ》より受《う》け継《つ》ぎ候社稷《そうろうしゃしょく》・人民《じんみん》をも、我《わ》が物《もの》の様《よう》に心得《こころえ》、下《しも》を損《そん》じて己《おの》れに益《えき》し、諫争《かんそう》を遠《とお》ざけ、諂諛《てんゆ》を近《ちか》づけ、ついには家国《かこく》を亡《ほろ》ぼし候事《そうろうこと》にも成《な》り行《ゆ》き候《そうろう》。これ、性来《せいらい》の悪質《あくしつ》なるにも、これなく候《そうら》えども、習慣《しゅうかん》のしからしむる所《ところ》に候《そうろう》。故《ゆえ》に古《いにしえ》より「世子《せいし》を輔導《ほどう》いたし候事《そうろうこと》は、士礼《しれい》を以《もっ》てす」と、これ有《あ》り候《そうろう》。恭敬《きょうけい》・遜譲《そんじょう》を第一《だいいち》に示《しめ》し候事《そうろうこと》に候《そうろう》。

昔《むかし》は、天子《てんし》の太子《たいし》と雖《いえど》も、大学校《だいがっこう》に入《はい》りて国民《こくみん》と歯譲《しじょう》し、士《し》に均《ひと》しく礼《れい》を抗《こう》してその情《じょう》を卑《ひく》し、或《ある》いは、「闕《もん》を過《す》ぐれば下《くだ》り、廟《びょう》を過《す》ぐれば趨《はし》る」とも、これあり候《そうろう》。世《せい》子《し》の貴《とうと》き身柄《みがら》に候《そうら》えども、なお、上《うえ》に君《きみ》あり父《ちち》あり長《ちょう》ある事《こと》を示《しめ》し、先《さき》に賤《いや》しく、後《あと》に貴《とうと》き事《こと》を知《し》らしむるの教《おし》えに候《そうろう》。臣子《しんし》の道《みち》を、よく了解《りょうかい》いたし候上《そうろううえ》にて、僅《わず》かに君《くん》父《ぶ》の道《みち》をも知《し》り得《う》る事《こと》に候《そうろう》。この故《ゆえ》に、今日世子《こんにちせいし》の内《うち》は、何事《なにごと》も恭遜《きょうそん》を専一《せんいつ》と致《いた》し候《そうろう》事《こと》にこれあるべく候《そうろう》。

要約 君主の弊害は世間から隔絶し、富貴の中にいて、庶民の貧しさを知らず、贅沢になり、君主の役目も忘れ、国家や人民を自分の物のように思い、下々を損ない、諫めを避けることである。だからこそ、ついには国を滅ぼすのである。昔から「世継ぎの補導は、儀礼をもってする」とあり、敬い、へりくだるを第一にする。昔は天子の世継ぎでも長幼の序を守り、人と対等の交際をし、上には君主や父、上長のあることを示し、教えている。臣子の道を了解した上で、君父の道を知ることができるのである。世継ぎの間は、慎み深く控え目であることが専一である。

参考 鷹山は十七歳で米沢藩《よねざわはん》の藩主となった。当初藩の財政は破綻寸前だったが、大改革を進め、財政を立て直した。

輔儲訓…鷹山が次の藩主に自らの志を伝えるよう、その教育係に補導の心得を書いたもの。
窶…貧しく、やつれる。　**社稷**…国家。　**諂諛**…おもねること。　**世子**…君主の世継ぎ。

暗算19の答え①43 ②45 ③50 ④51 ⑤49 ⑥52

暗算 20

となりどうしの数字を順にたしていき、□にあてはまる数字を暗算で求めましょう。

①

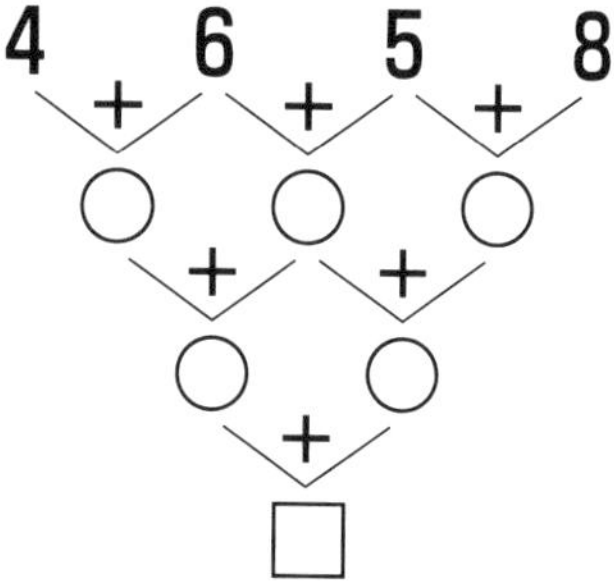

②

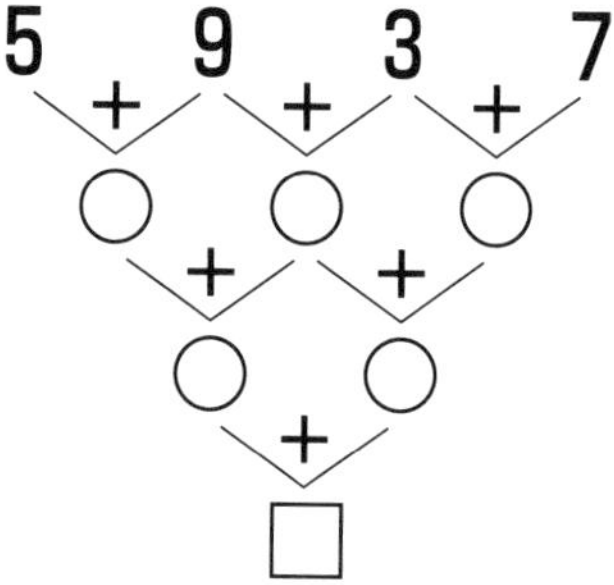

③

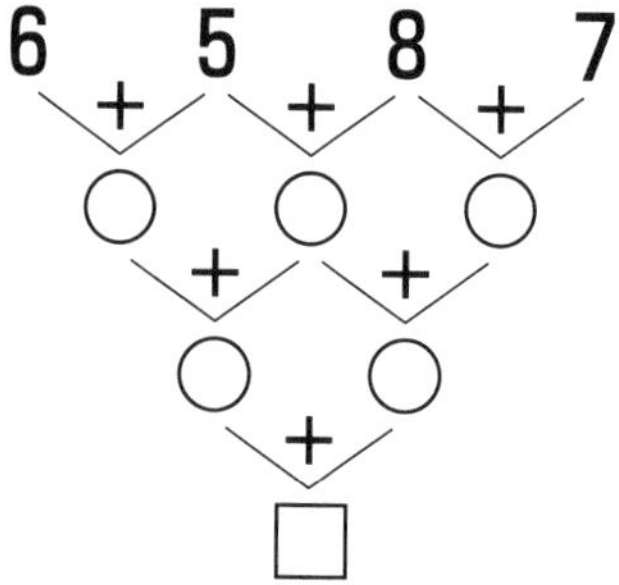

20

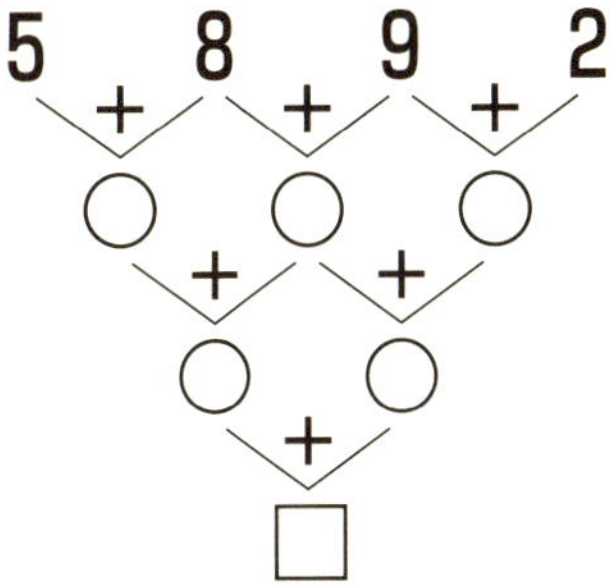

④

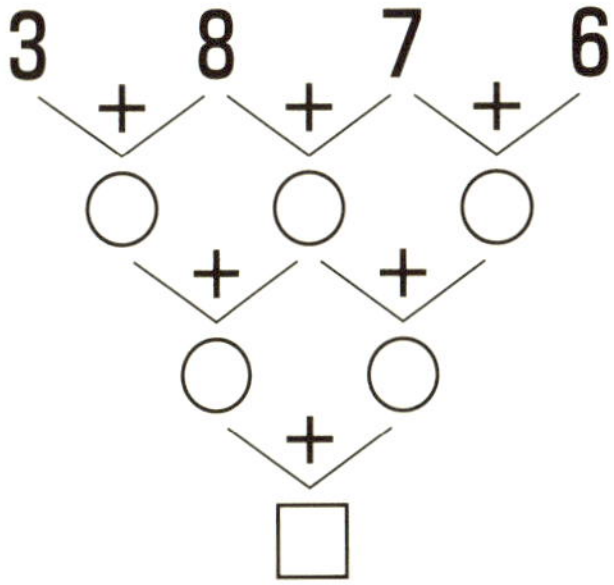

⑤

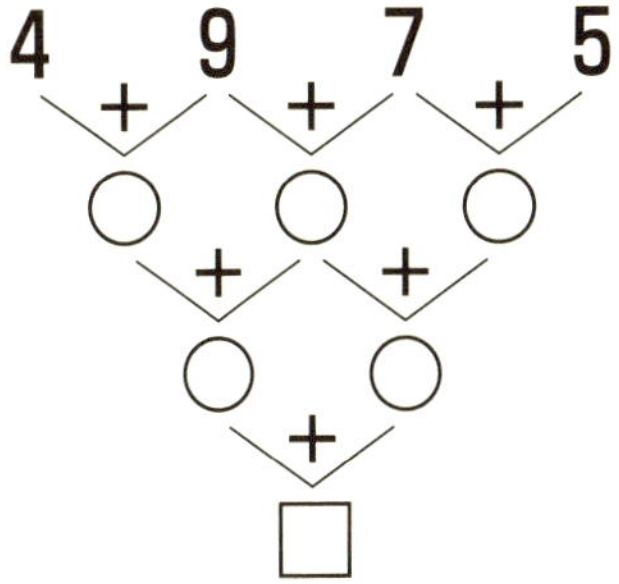

⑥

答えは95ページ

船中八策《せんちゅうはっさく》 ——近代国家《きんだいこっか》への一歩《いっぽ》

坂本龍馬《さかもとりょうま》

できる限り速く読みましょう。

一《ひとつ》、天下《てんか》の政権《せいけん》を朝廷《ちょうてい》に奉還《ほうかん》せしめ、政令宜《せいれいよろ》しく朝廷《ちょうてい》より出《い》づべき事《こと》。

一《ひとつ》、上下《しょうか》議政局《ぎせいきょく》を設《もう》け、議員《ぎいん》を置《お》きて万機《ばんき》を参賛《さんさん》せしめ、万機宜《ばんきよろ》しく公議《こうぎ》に決《けっ》すべき事《こと》。

一《ひとつ》、有材《ゆうざい》の公卿《くぎょう》・諸侯及《しょこうおよ》び天下《てんか》の人材《じんざい》を顧問《こもん》に備《そな》へ、官爵《かんしゃく》を賜《たま》ひ、宜《よろ》しく従来有名無《じゅうらいゆうめいむ》実《じつ》の官《かん》を除《のぞ》くべき事《こと》。

一《ひとつ》、外国《がいこく》の交際広《こうさいひろ》く公議《こうぎ》を採《と》り、新《あら》たに至当《しとう》の規約《きやく》を立《た》つべき事《こと》。

一《ひとつ》、古来《こらい》の律令《りつりょう》を折衷《せっちゅう》し、新《あら》たに無窮《むきゅう》の大典《たいてん》を撰定《せんてい》すべき事《こと》。

一《ひとつ》、海軍宜《かいぐんよろ》しく拡張《かくちょう》すべき事《こと》。

一《ひとつ》、御親兵《ごしんぺい》を置《お》き、帝都《ていと》を守衛《しゅえい》せしむべき事《こと》。

一《ひとつ》、金銀物貨《きんぎんぶっか》宜《よろ》しく外国《がいこく》と平均《へいきん》の法《ほう》を設《もう》くべき事《こと》。

以上八策《いじょうはっさく》は、方今天下《ほうこんてんか》の形勢《けいせい》を察《さっ》し、之《これ》を宇内万国《うだいばんこく》に徴《ちょう》するに、之《これ》を捨《す》てて他《た》に済《せい》時《じ》の急務《きゅうむ》あるべし。苟《いやしく》も此数策《このすうさく》を断行《だんこう》せば、皇運《こううん》を挽回《ばんかい》し、国勢《こくせい》を拡張《かくちょう》し、万国《ばんこく》と並《へい》立《りつ》するも亦敢《またあえ》て難《かた》しとせず。伏《ふ》して願《ねが》はくは公明正大《こうめいせいだい》の道理《どうり》に基《もと》づき、一大英断《いちだいえいだん》を以《もっ》て天下《てんか》と更始一新《こうしいっしん》せん。

要約 政権を朝廷に返し、朝廷より政令を出す。／上下議政局を設け、議員を置いて衆議により決める。／有能な人材を登用し、有名無実の役目は廃止する。／外国との交際は、広く意見を集め、妥当な条約を結ぶ。／古来の律令も考慮に入れ、新たに国の法典を制定する。／海軍を拡張する。／朝廷の親兵を置き、帝都を守らせる。／金銀の交換比率を外国と平等に定める。／以上八策は、ただ今の形勢を見て、これを捨ててほかに時世を救う急務はない。仮にもこの数策を行えば、国力は戻り、万国と並立するも難しくない。願わくば、道理に基づき、一大英断をもって新しく始めるとしよう。

参考 一八六七年、船の中で坂本龍馬が後藤象二郎《ごとうしょうじろう》に示した『新政府綱領八策《しんせいふこうりょうはっさく》』。雄藩連合的な新政権樹立を目指した。

万機…政治上の重要な事柄。　**金銀物貨宜しく外国と平均の法を～**…開国当初、金の銀に対する価格が日本は著しく低かったので、金が大量に国外に流出したということがあった。

暗算20の答え①45 ②48 ③52 ④58 ⑤54 ⑥57

暗算
21

となりどうしの数字を左から右にひいていき、□にあてはまる数字を暗算で求めましょう。

①

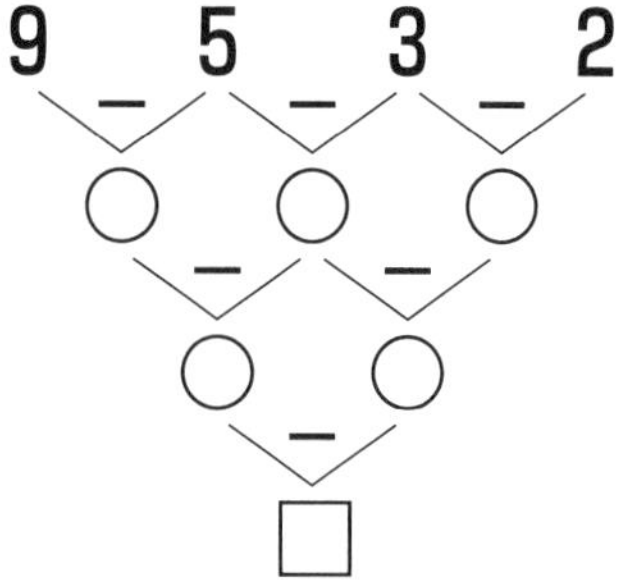

②

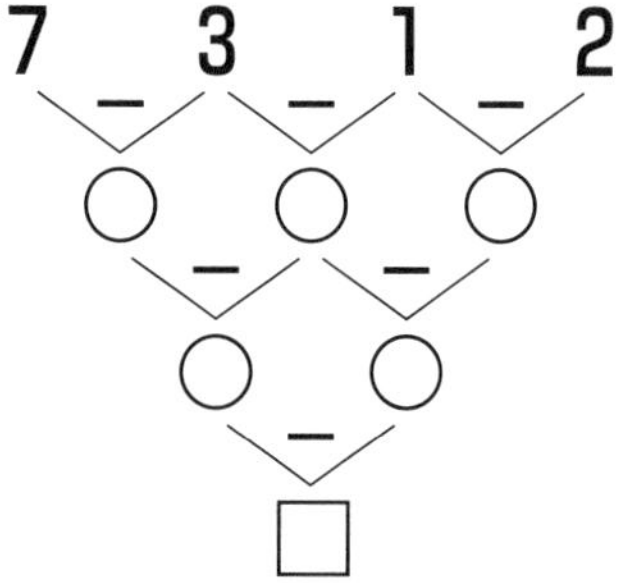

③

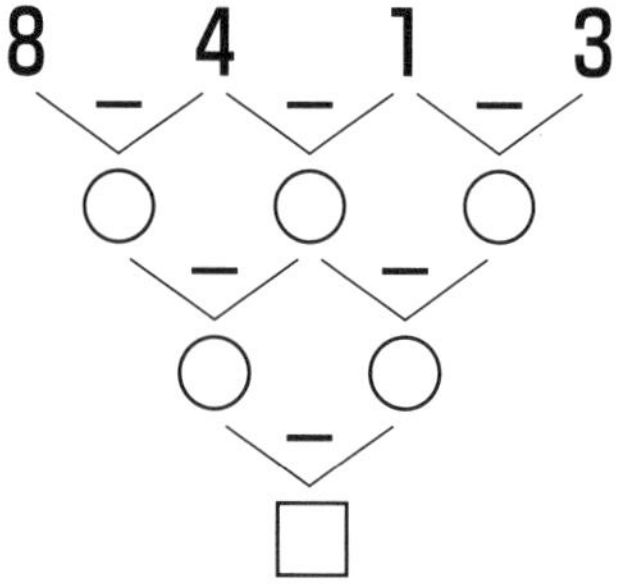

21

④

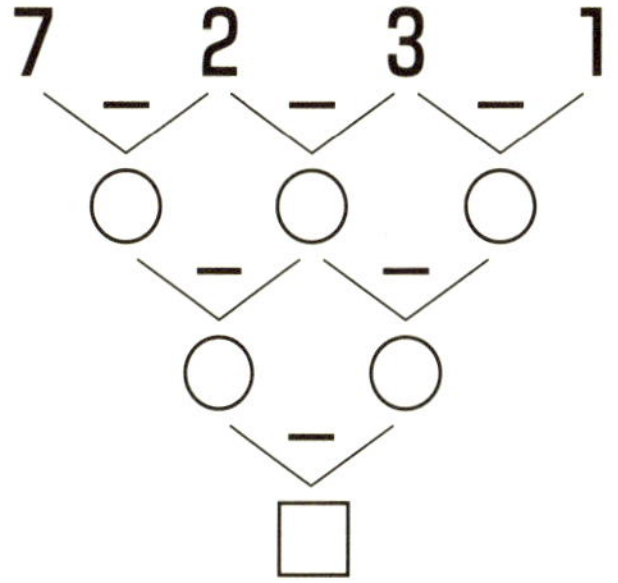

⑤

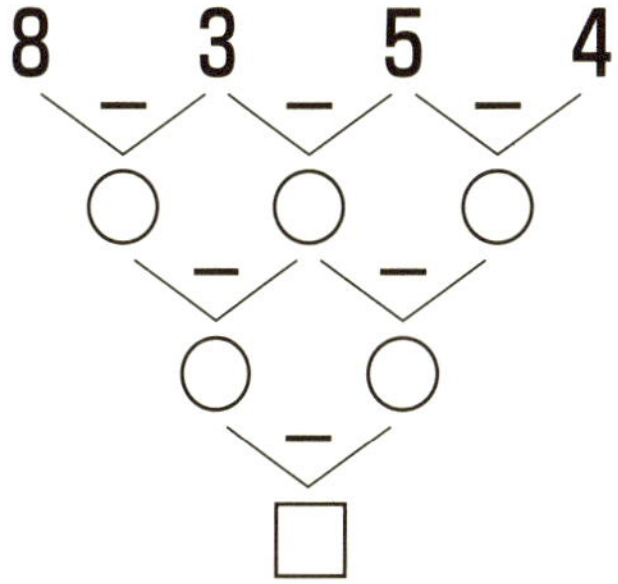

⑥

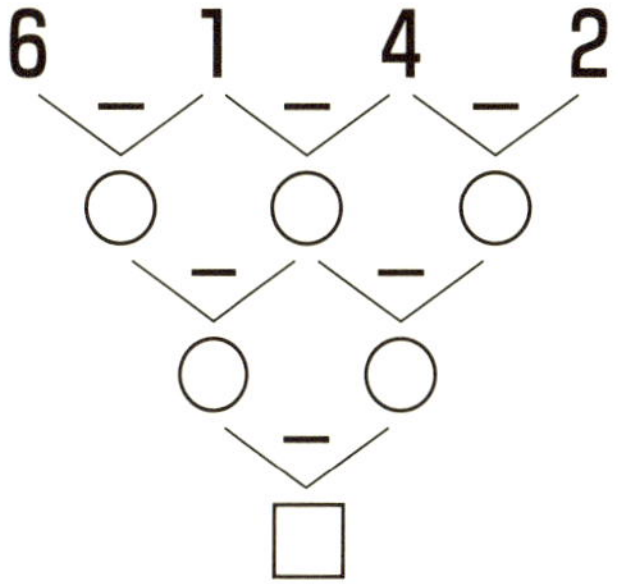

答えは99ページ

読み
21

できる限り速く読みましょう。

枕草子《まくらのそうし》 ——春《はる》は、あけぼの／近《ちこ》うて遠《とお》きもの／遠《とお》くて近《ちか》きもの

清少納言《せいしょうなごん》

　春《はる》は、あけぼの。やうやう白《しろ》くなりゆく、山《やま》ぎは少《すこ》し明《あか》りて、紫《むらさき》だちたる雲《くも》の細《ほそ》くたなびきたる。

　夏《なつ》は、夜《よる》。月《つき》のころはさらなり、闇《やみ》もなほ《お》、蛍《ほたる》の多《おお》く飛《と》びちがひ《い》たる。また、ただ一《ひと》つ二《ふた》つなど、ほのかにうち光《ひか》りて行《ゆ》くもを《お》かし。雨《あめ》など降《ふ》るもを《お》かし。

　秋《あき》は、夕暮《ゆうぐ》れ。夕日《ゆうひ》のさして山《やま》の端《は》いと近《ちこ》うなりたるに、烏《からす》の寝《ね》どころへ行《ゆ》くとて、三《み》つ四《よ》つ、二《ふた》つ三《み》つなど飛《と》び急《いそ》ぐさへ《え》あは《わ》れなり。まいて雁《かり》などのつらねたるが、いと小《ちい》さく見《み》ゆるはいとを《お》かし。日入《ひい》りはてて、風《かぜ》の音《おと》、虫《むし》の音《ね》など、はた言《い》ふ《う》べきにあらず。

　冬《ふゆ》は、つとめて。雪《ゆき》の降《ふ》りたるは言《い》ふ《う》べきにもあらず、霜《しも》のいと白《しろ》きも、またさら

でもいと寒《さむ》きに、火《ひ》など急《いそ》ぎおこして、炭持《すみも》てわたるも、いとつきづきし。昼《ひる》になりて、ぬるくゆるびもていけば、火桶《ひおけ》の火《ひ》も白《しろ》き灰《はい》がちになりてわろし。（第一段《だいいちだん》）

近《ちこ》うて遠《とお》きもの　宮《みや》のまへ《え》の祭《まつ》り思《おも》は《わ》ぬ。はらから・親族《しぞく》の仲《なか》。鞍馬《くらま》のつづら折《お》りといふ《う》道《みち》。十二月《しわす》のつごもりの日《ひ》、正月《むつき》のついたちの日《ひ》のほど。（第一六六段《だいひゃくろくじゅうろくだん》）

遠《とお》くて近《ちか》きもの　極楽《ごくらく》。舟《ふね》の道《みち》。人《ひと》の仲《なか》。（第一六七段《だいひゃくろくじゅうしちだん》）

要約　春はあけぼのがいい。白んでいく山際が少し明るくなり紫がかった雲がたなびいている様がすばらしい。夏は夜。月の夜はもちろん、闇夜もいい。雨の降るのも趣がある。秋は夕暮れ。夕日がさし、山の端近くに烏が飛ぶのまでしみじみとする。まして雁の列や、日が沈んで、風や虫の音が聞こえているのは趣がある。冬は早朝。雪の降った朝はもちろん、霜のおりているのも。またそうでなくても、寒い朝に火を急ぎおこし廊下を行くのも似つかわしい。昼頃に寒さがゆるみ、灰が白くなるのはよくない。／近くて遠いもの、神社の者が祭礼を気にしないなど。／遠くて近いもの。極楽など。

参考　清少納言は中宮定子《ちゅうぐうていし》の女房として出仕し、その経験をもとに『枕草子』を書いた。鋭い感性と簡潔な文章が特徴。

つとめて…早朝。　**つづら折り**…幾重にも折れ曲がった坂道。
十二月のつごもりの日、正月のついたちの日のほど…大晦日と元旦との間。

暗算21の答え①1　②−1　③−4　④9　⑤10　⑥13

暗算 22

となりどうしの数字を左から右にひいていき、□にあてはまる数字を暗算で求めましょう。

①

8 − 3 − 1 − 5

○ − ○ − ○

○ − ○

□

②

9 − 4 − 1 − 3

○ − ○ − ○

○ − ○

□

③

7 − 5 − 2 − 6

○ − ○ − ○

○ − ○

□

④

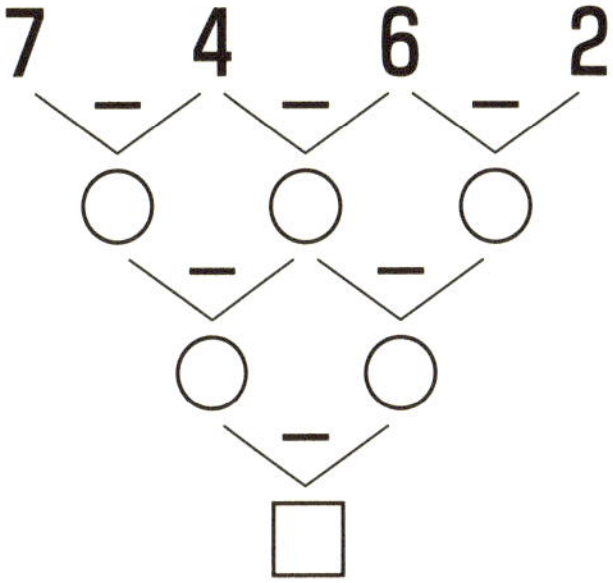

⑤

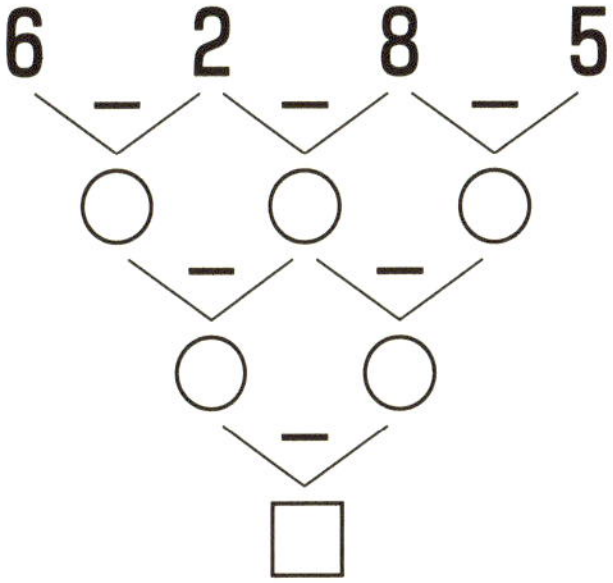

⑥

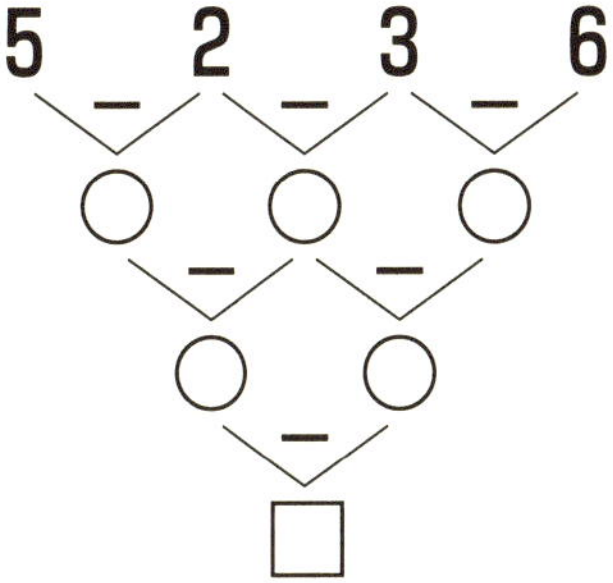

答えは103ページ

できる限り速く読みましょう。

菜根譚《さいこんたん》 ——俗《ぞく》を脱《だっ》して生《い》きるための知恵《ちえ》

洪自誠《こうじせい》

世《よ》に処《しょ》するに一歩《いっぽ》を譲《ゆず》るを高《たか》しとなす。歩《ほ》を退《しりぞ》くるは、即《すなわ》ち歩《ほ》を進《すす》むるの張本《ちょうほん》なり。

人《ひと》を待《ま》つに一分《いちぶ》を寛《ひろ》くするは是《こ》れ福《さいわい》なり。人《ひと》を利《り》するは、実《じつ》に己《おのれ》を利《り》するの根基《こんき》なり。

我《われ》、人《ひと》に功《こう》有《あ》らば念《おも》ふべからず。而《しか》して、過《あやま》ちは則《すなわ》ち念《おも》はざるべからず。人《ひと》、我《われ》に恩《おん》有《あ》らば忘《わす》るべからず。而《しか》して、怨《うら》みは則《すなわ》ち忘《わす》れざるべからず。

恩《おん》を施《ほどこ》す者《もの》は、内《うち》に己《おのれ》を見《み》ず、外《そと》に人《ひと》を見《み》ざれば、即《すなわ》ち斗粟《とぞく》も万鍾《ばんしょう》の恵《めぐ》みに当《あ》たるべし。物《もの》を利《り》する者《もの》は、己《おのれ》の施《し》を計《はか》り、人《ひと》の報《ほう》を責《もと》むれば、百鎰《ひゃくいつ》と雖《いえど》も一文《いちもん》の功《こう》を成《な》し難《がた》し。

欹器《いき》は満《み》つるを以《も》って覆《くつがえ》り、撲満《ぼくまん》は空《むな》しきを以《も》って全《まった》し。故《ゆえ》に君子《くんし》は、寧《むし》ろ無《む》に居《お》るも有《う》に居《お》らず、寧《むし》ろ欠《けつ》に処《お》るも完《かん》に処《お》らず。

地《ち》の穢《けが》れたるものは多《おお》く物《もの》を生《しょう》じ、水《みず》の清《す》めるものは常《つね》に魚無《うおな》し。故《ゆえ》に君子《くんし》は、当《まさ》に垢《こう》を含《ふく》み汚《お》を納《い》るるの量《りょう》を存《そん》すべく、潔《いさぎよ》きを好《この》み独《ひと》り行《おこな》ふの操《そう》を持《じ》すべからず。

逆境《ぎゃっきょう》の中《うち》に居《お》らば、周身《しゅうしん》、皆鍼砭薬石《みなしんぺんやくせき》にして、節《せつ》を砥《と》ぎ行《こう》を礪《みが》きて、而《しか》も覚《さと》らず。順境《じゅんきょう》の内《うち》に処《お》らば、満前《まんぜん》、尽《ことごと》く兵刃戈矛《へいじんかぼう》にして、膏《あぶら》を銷《とか》し骨《ほね》を靡《び》して、而《しか》も知《し》らず。

徳《とく》は才《さい》の主《しゅ》にして、才《さい》は徳《とく》の奴《ど》なり。才有《さいあ》りて徳無《とくな》きは、家《いえ》に主《しゅ》無《な》くして、奴《ど》の事《こと》を用《もち》うるが如《ごと》し。幾何《いくばく》か魍魎《もうりょう》にして猖狂《しょうきょう》せざらん。

要約 世の中を処していく上で、一歩譲るのが優れている。人に利益を与えるのは、自分の利益。／人の役に立ったら、それを思わず、迷惑をかけたら、それは考えなさい。恩は忘れず、恨みは忘れなさい。／恩を施す者は、見返りを期待しないと、それが大きな恩恵になる。／欹器は一杯になるとひっくり返る。君子は無にいて、有にはいない。／多くの物を含んだ土地から物は生じ、澄んだ水に魚はいない。／逆境にいる時は自分の短所が直される。順境にあっては身を傷つけられる。／徳は、才能の主人。才能があって徳がないのは、家に主なく、しもべが采配《さいはい》を振るうようなものだ。

参考 明《みん》時代末の作。人生の理想と現実生活の心得を書いている。日本では江戸時代から読まれている。

根基…根底。　**斗粟**…一斗の穀物。　**万鍾**…多くの穀物や報酬。　**百鎰**…大金。
欹器…水を半分ほど入れると正しく立つ器。　**撲満**…貯金箱。　**鍼砭**…はり。

暗算22の答え ①−3 ②−3 ③−8 ④11 ⑤19 ⑥2

暗算 23

となりどうしの数字を左から右にひいていき、□にあてはまる数字を暗算で求めましょう。

①

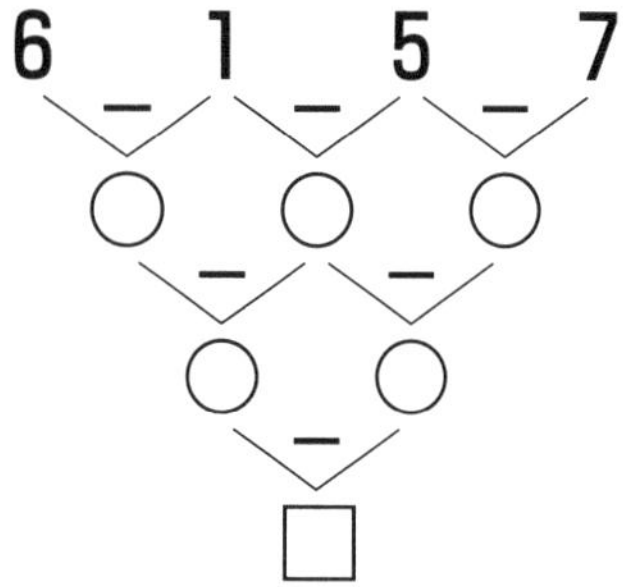

②

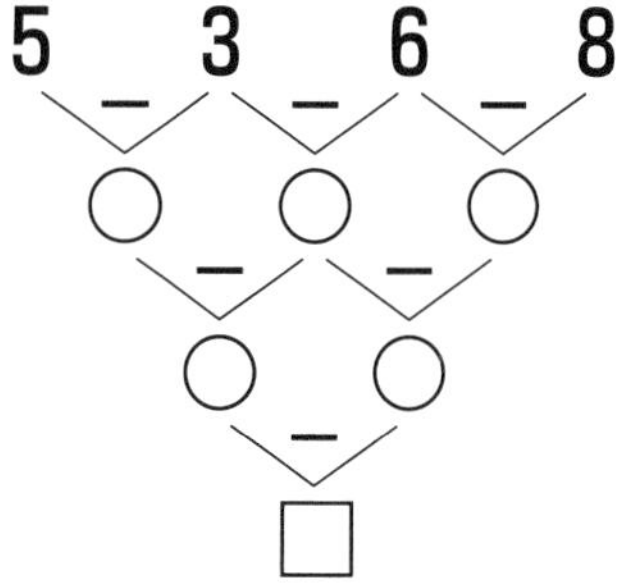

③

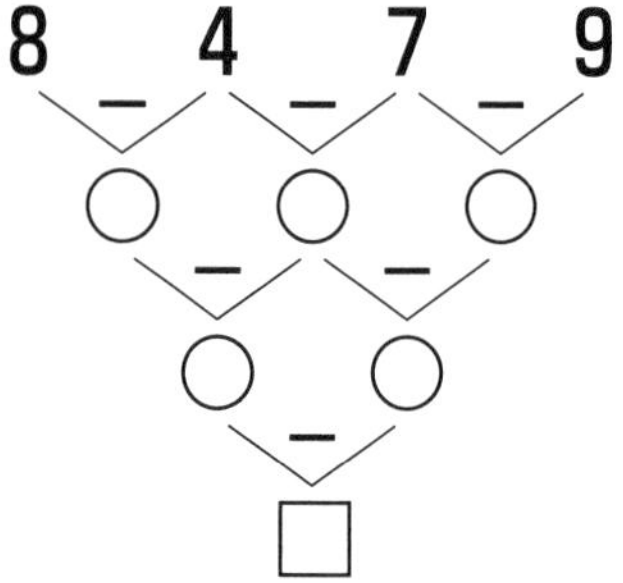

④

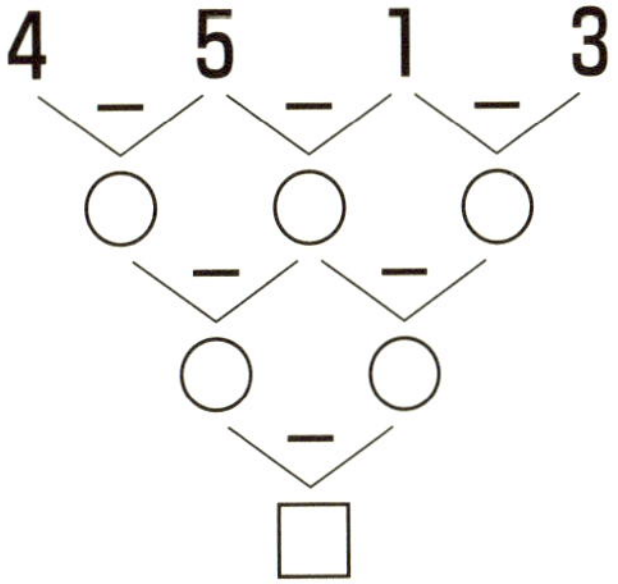

⑤

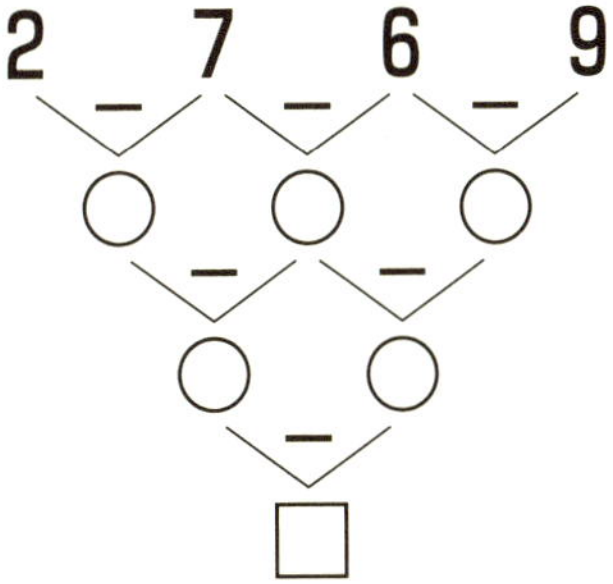

⑥

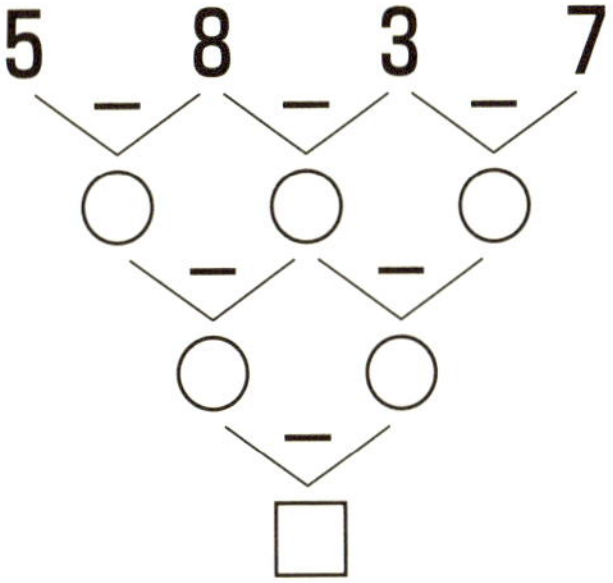

23

答えは107ページ

できる限り速く読みましょう。

歎異抄《たんにしょう》 ――往生《おうじょう》を遂《と》ぐるには

親鸞《しんらん》

一《ひとつ》、善人《ぜんにん》なほもつて往生《おうじょう》を遂《と》ぐ。いはんや悪人《あくにん》をや。

しかるを、世《よ》の人《ひと》、常《つね》に言《い》はく、「悪人《あくにん》なほ往生《おおうじょう》す。いかにいはんや善人《ぜんにん》をや」。この条《じょう》、一旦《いったん》その言《いわ》はれあるに似《に》たれども、本願他力《ほんがんたりき》の意趣《いしゅ》に背《そむ》けり。

その故《ゆえ》は、自力作善《じりきさぜん》の人《ひと》は、ひとへ《え》に他力《たりき》を頼《たの》む心《こころ》欠《か》けたる間《あいだ》、弥陀《みだ》の本願《ほんがん》にあらず。しかれども、自力《じりき》の心《こころ》をひるがへ《え》して、他力《たりき》を頼《たの》み奉《たてまつ》れば、真実報土《しんじずほうど》の往生《おうじょう》を遂《と》ぐるなり。煩悩具足《ぼんのうぐそく》のわれらは、いづ《ず》れの行《ぎょう》にても、生死《しょうじ》を離《はな》るることあるべからざるを憐《あわ》れみ給《たまい》ひて、願《がん》を起《お》こし給《たま》ふ本意《ほんい》、悪人成仏《あくにんじょうぶつ》のためなれば、他力《たりき》を頼《たの》み奉《たてまつ》る悪《あく》人《にん》、最《もっと》も往生《おうじょう》の正因《しょういん》なり。

よつて善人《ぜんにん》だにこそ往生《おうじょう》すれ、まして悪人《あくにん》はと仰《おお》せ候《そうら》ひ《い》き。

一《ひとつ》、慈悲《じひ》に聖道《しょうどう》・浄土《じょうど》の変《かわ》りめあり。
聖道《しょうどう》の慈悲《じひ》といふ《う》は、ものを哀《あわ》れみ、愛《かな》しみ、育《はぐく》むなり。しかれども、思《おも》ふ《う》が如《ごと》く助《たす》け遂《と》ぐること、極《きわ》めて有《あ》り難《がた》し。浄土《じょうど》の慈悲《じひ》といふ《う》は、念仏《ねんぶつ》して、急《いそ》ぎ仏《ぶつ》に成《な》りて、大慈大悲心《だいじだいひしん》をもつて、思《おも》ふ《う》が如《ごと》く、衆生《しゅじょう》を利益《りやく》するを言《い》ふ《う》べきなり。今生《こんじょう》に、いかに、いとほ《お》し、不便《ふびん》と思《おも》ふ《う》とも、存知《ぞんじ》の如《ごと》く助《たす》け難《がた》ければ、この慈悲《じひ》、始終《しじゅう》なし。しかれば、念仏申《ねんぶつもう》すのみぞ、末通《すえとお》りたる大慈悲心《だいじひしん》にて候《そうろう》ふ《う》べき。と云々《しかじか》。

要約 善人は往生を遂げる。ましてや悪人もである。しかし世の人は、悪人が往生を遂げる。ましてや善人もだ、と言う。これは、一応理屈が通るようだが、阿弥陀仏《あみだぶつ》の本願という他力に救われるという意趣に背いている。自分の力を頼りに善をなす人は頼む心に欠けている。しかし態度を改めれば往生を遂げられる。阿弥陀の救済の本意は、悪人成仏のためである。よって善人さえ往生するのだから、まして悪人も成仏する。／慈悲には聖道・浄土の二つがある。聖道の慈悲は徹底しない。浄土門の念仏を申すのみによって徹底した大慈悲心がある。

参考 親鸞の仏語集。親鸞の没後、弟子の唯円《ゆいえん》が編纂《へんさん》したといわれる。他力信仰について、平易な言葉で語られている。

聖道…聖道門。自力で精進し、悟りを開く教法。　**浄土**…浄土門。他力の教法。

暗算23の答え①11 ②6 ③8 ④−11 ⑤−10 ⑥−17

となりどうしの数字を順に計算していき、□にあてはまる数字を暗算で求めましょう。ただし、ひき算は左の数字から右の数字をひきます。

①

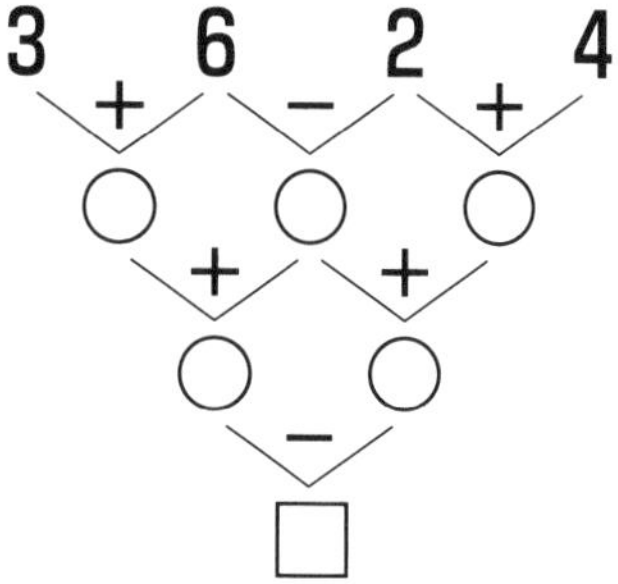

②

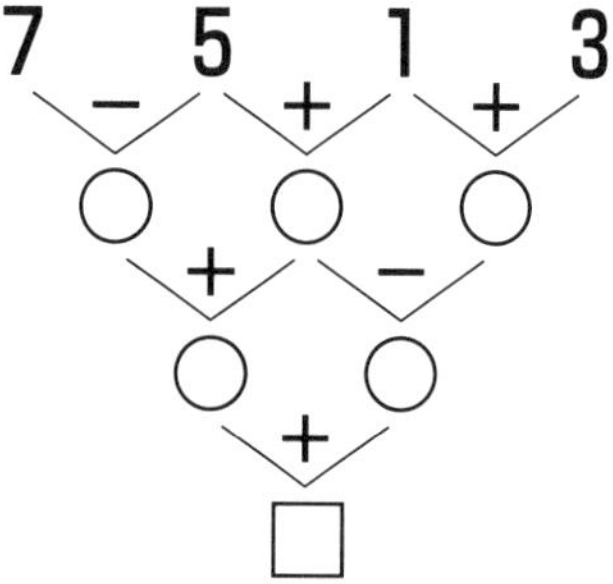

③

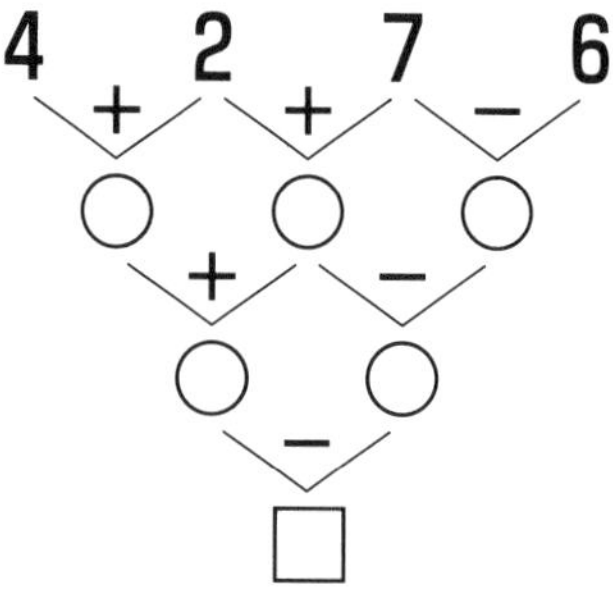

④

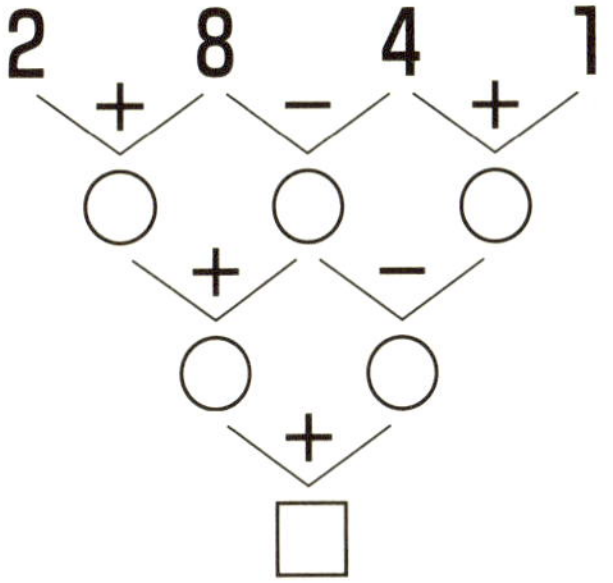

⑤

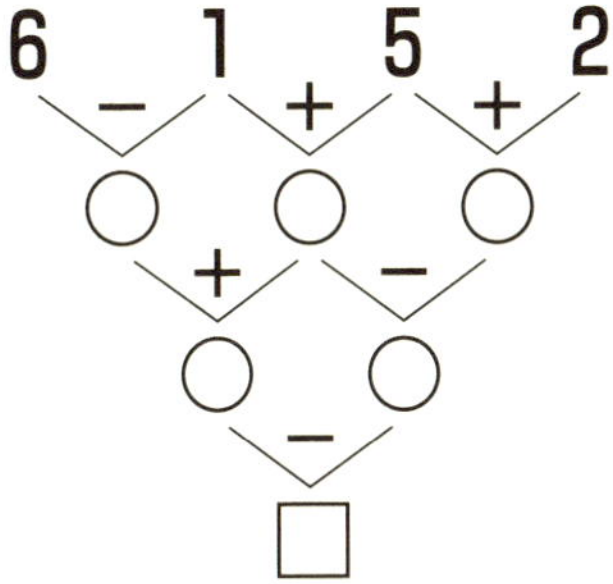

⑥

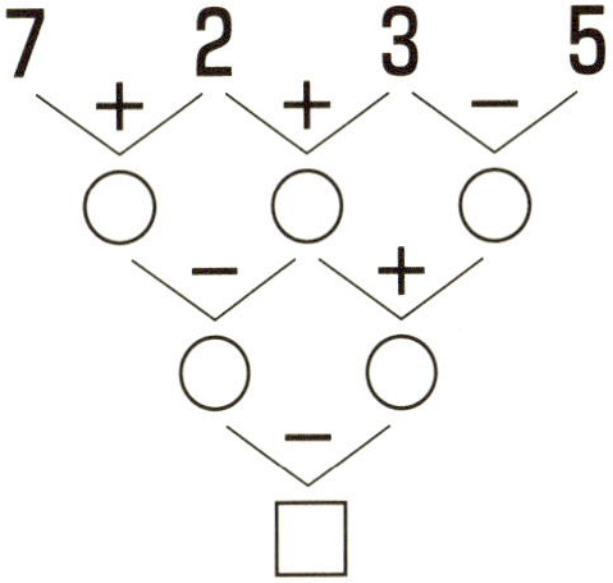

答えは111ページ

できる限り速く読みましょう。

土佐日記《とさにっき》

——女性《じょせい》に仮託《かたく》して書《か》かれた、旅《たび》の日記《にっき》

紀貫之《きのつらゆき》

男《おとこ》もすなる日記《にき》といふ《う》ものを、女《おんな》もしてみむ《ん》とて、するなり。それの年《とし》の十二月《しわす》の二十日余《はつかあま》り一日《ひとひ》の日《ひ》の、戌《いぬ》の時《とき》に、門出《かどで》す。そのよし、いささかにものに書《か》きつく。或人《あるひと》、県《あがた》の四年五年《よとせいつとせ》はてて、例《れい》のことどもみなし終《お》へ《え》て、解由《げゆ》など取《と》りて、住《す》む館《たち》より出《い》でて、船《ふね》に乗《の》るべき所《ところ》へ渡《わた》る。かれこれ、知《し》る知《し》らぬ、送《おく》りす。年《とし》ごろ、よく比《くら》べつる人々《ひとびと》なむ《ん》、別《わか》れ難《がた》く思《おも》ひ《い》て、日《ひ》しきりに、とかくしつつののしるうちに、夜《よ》ふけぬ。

二十二日《はつかあまりふつか》に、和泉《いずみ》の国《くに》までと、平《たい》らかに願《がん》立《た》つ。藤原《ふじわらの》ときざね、船路《ふなじ》なれど馬《うま》のはなむけす。上中下《かみなかしも》、酔《え》ひ《い》飽《あ》きて、いとあやしく、塩海《しおうみ》のほとりにてあざれ合《あ》へ《え》り。

二十三日《はつかあまりみか》。八木《やぎの》やすのりといふ人《ひと》あり。この人《ひと》、国《くに》に必《かなら》ずしも言《い》ひ使《つか》ふ者《もの》にもあらざなり。これぞ、たたは《わ》しきや《よ》うにて、馬《うま》のはなむけしたる。守《かみ》がらにやあらむ《ん》、国《くに》人《びと》の心《こころ》の常《つね》として、「今《いま》は。」とて見《み》えざなるを、心《こころ》ある者《もの》は恥《はじ》ぢずになむ《ん》来《き》ける。これは、物《もの》によりてほむるにしもあらず。

要約

男も書くという日記を女の私も書いてみる。某年の十二月二十一日、午後八時頃に門出する。ある人が、国司《こくし》としての勤めを終え、館より出て、船に乗る場所に行く。見送りの人と別れがたいので騒いでいるうちに夜も更けた。二十二日、和泉の国までと、平穏無事を願う。みんな酔い飽きて、浜辺でふざけている。二十三日、八木のやすのりという人が、国司の庁に召し使っている者ではないようだが、立派な様子で、馬のはなむけをしてくれた。国司の人柄のためだろうか、地方の国人は去っていく国司に「今は関係ない」とそっけないと聞いているが、誠意のある者は来てくれた。

参考

平安前期の歌人として有名な紀貫之が、地方官の職を辞して土佐から京に戻るまでの船旅の様子を書いたもの。

戌の時…午後八時頃。　**県**…任国。　**例のことども**…国司交代の事務手続き。

解由…前任者に過失がなかったことを後任者が書いた解《げ》由《ゆ》状《じょう》。　**たたはしき**…立派な。

暗算24の答え①3 ②10 ③7 ④13 ⑤12 ⑥1

暗算 25

となりどうしの数字を順に計算していき、□にあてはまる数字を暗算で求めましょう。ただし、ひき算は左の数字から右の数字をひきます。

①

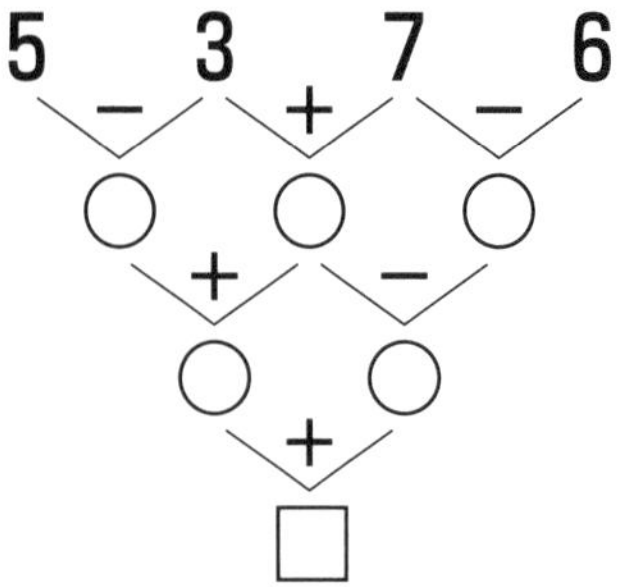

②

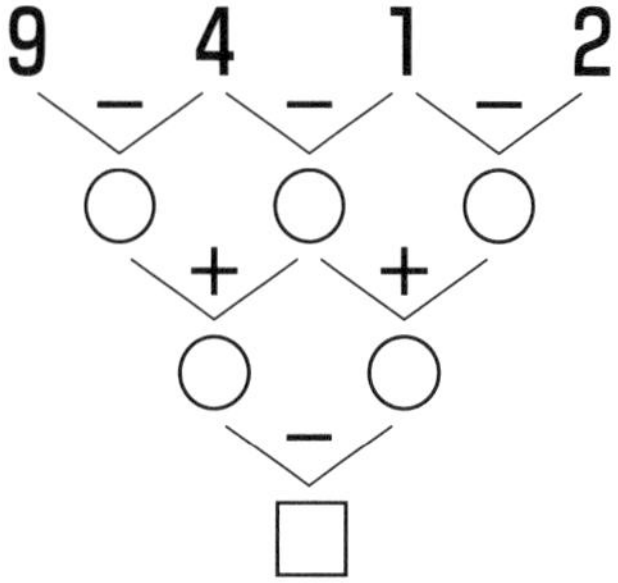

③

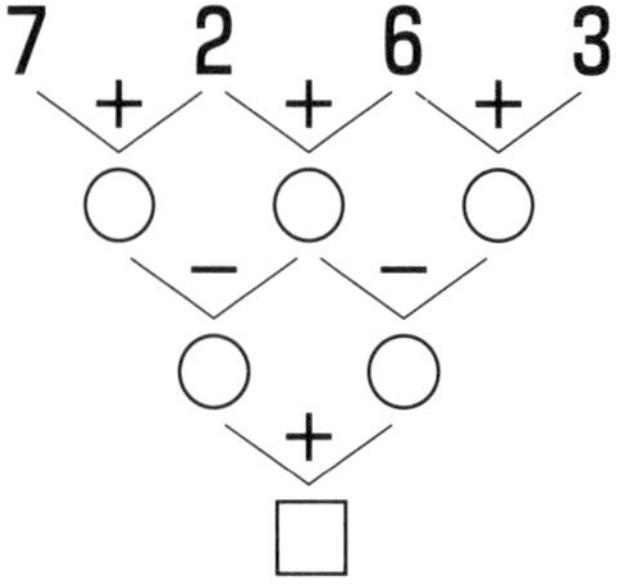

④

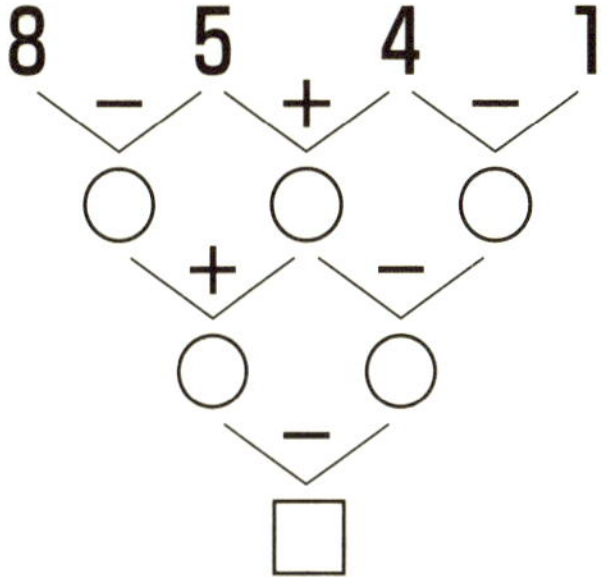

⑤

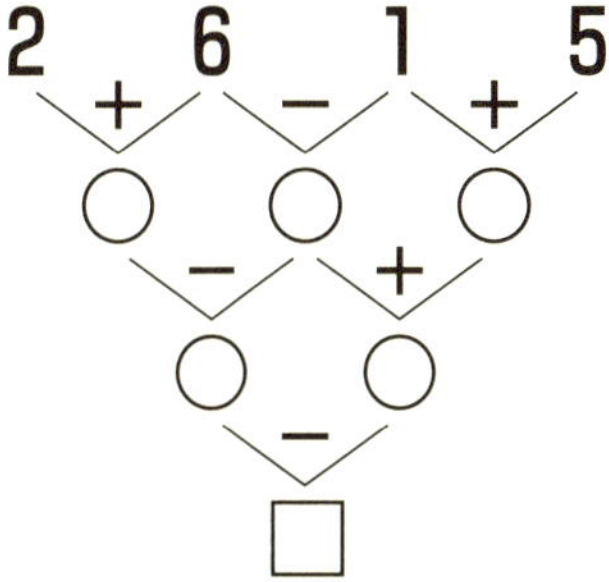

⑥

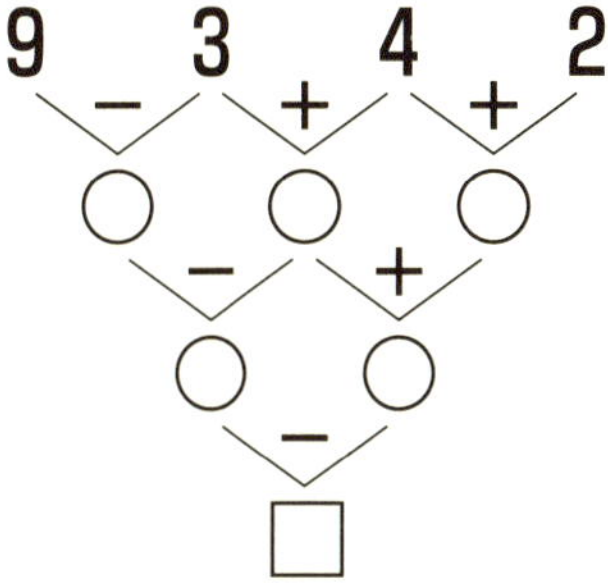

答えは115ページ

読み
25

蘭学事始《らんがくことはじめ》 ——腑分《ふわ》け

できる限り速く読みましょう。

杉田玄白《すぎたげんぱく》

良沢《りょうたく》と相倶《あいとも》に携《たずさ》へ行《ゆ》きし和蘭図《おらんだず》に照《て》らし合《あ》ひ見《み》しに、一《ひと》つとして其図《そのず》にいささか違《たが》ふ事《こと》なき品々《しなじな》なり。古来医経《こらいいきょう》に説《と》きたる所《ところ》の、肺《はい》の六葉《ろくよう》・両耳《りょうじ》、肝《かん》の左三葉《ひだりさんよう》・右四葉《みぎしよう》などいへる分《わ》かちもなく、腸胃《ちょうい》の位置《いち》・形状《けいじょう》も大《おお》いに古説《こせつ》と異《こと》なり。官医《かんい》、岡田養仙《おかだようせん》老《ろう》・藤本立泉老《ふじもとりゅうせんろう》などは、其《その》ころまで七八度《しちはちたび》も腑分《ふわ》けし給へ《たまえ》し由《よし》なれども、皆千古《みなせんこ》の説《せつ》と違《たが》ひしゆへ、毎度毎度《まいどまいど》疑惑《ぎわく》して、不審《ふしん》開《ひら》けず、其度其度《そのたびそのたび》に異状《いじょう》と見《み》へしものを写《うつ》し置《お》かれ、「つらつら思《おも》へば、華夷人物違《かいじんぶつちが》いありや」など著述《ちょじゅつ》せられし書《しょ》を見《み》たる事《こと》もありしは、これが為《ため》なるべし。扨《さて》、其日《そのひ》の解剖事終《かいぼうことお》わり、とてもの事《こと》に骨骸《こつがい》の形《かたち》をも見《み》るべしと、刑場《けいじょう》に野《の》ざらしになりし骨共《ほねども》を拾《ひろ》ひ取《と》りて、かずかず見《み》しに、是亦旧説《これまたきゅうせつ》とは相違《そうい》にして、ただ和蘭図《おらんだず》に差《たが》へる所《ところ》なきに、皆人驚嘆《みなひときょうたん》せるのみなり。

其日《そのひ》の刑屍《けいし》は、五十歳《ごじっさい》ばかりの老婦《ろうふ》にて、大罪《たいざい》を犯《おか》せし者《もの》のよし。元京都生《もときょうとう》まれにて、あだ名《な》を青茶婆々《あおちゃばば》と呼《よ》ばれし者《もの》とぞ。

帰路《きろ》は、良沢《りょうたく》・淳庵《じゅんあん》と翁《おきな》と、三人同行《さんにんどうこう》なり。途中《とちゅう》にて語《かた》り合《あ》ひしは、「扨々《さてさて》、今日《きょう》の実験《じっけん》、一々驚《いちいちおどろ》き入《い》る。且《かつ》、これまで心付《こころづ》かざるは恥《は》づべき事《こと》なり。苟《いやしく》も医《い》の業《わざ》を以《もっ》て互《たが》ひに主君主君《しゅくんしゅくん》に仕《つか》る身《み》にして、其術《そのじゅつ》の基本《きほん》とすべき吾人《ごじん》の形体《けいたい》の真形《しんけい》を知《し》らず、今《いま》迄一日一日《までいちにちいちにち》と此業《しぎょう》を勤《つと》め来《きた》りしは、面目《めんぼく》もなき次第《しだい》なり。何《なに》とぞ、此実験《このじっけん》に本《もと》づき、大凡《おおよそ》にも身体《しんたい》の真理《しんり》を弁《わきま》へて医《い》をなさば、此業《しぎょう》を以《もっ》て天地間《てんちかん》に身《み》を立《た》つるの申《もう》し訳《わけ》もあるべし」と、共々《ともども》に嘆息《たんそく》せり。良沢《りょうたく》も、「げに尤千万《もっともせんばん》、同情《どうじょう》の事《こと》なり」と感《かん》じぬ。

要約 実際の臓腑と、良沢と私が持って行ったオランダの図と照らしてみると、まったく同じである。古くからの書とは違う。官医の二人などは疑問を持ち、中国人とヨーロッパ人との違いか、と記述している。解剖も終わり、骨の形も見ようと、野ざらしの骨を拾って見ると、これも変わらないことに皆で驚く。帰り道、良沢・淳庵・私と三人が一緒だった。途中、「本日の実地検分は驚きであった。今まで医者として、基本とすべき体の真の姿を知らずにつとめてきたのは面目ない。この実地検分に基づき医業を行えば、申し訳も立つ」と一緒にため息をついた。良沢も全く同感だと感じたようだ。

参考 場所は江戸千住《せんじゅ》の小塚原《こづかっぱら》刑場。『蘭学事始』は玄白の『蘭東事始』を、福沢諭吉《ふくざわゆきち》がこの題で刊行したもの。

良沢…前野《まえの》良沢。中津藩医。青木昆陽《こんよう》にオランダ語を習う。

和蘭図…オランダの医学書『ターフェル・アナトミア』に出てくる解剖図。

暗算25の答え①21 ②6 ③0 ④6 ⑤−8 ⑥−14

暗算 26

となりどうしの数字を順に計算していき、□にあてはまる数字を暗算で求めましょう。ただし、ひき算は左の数字から右の数字をひきます。

①

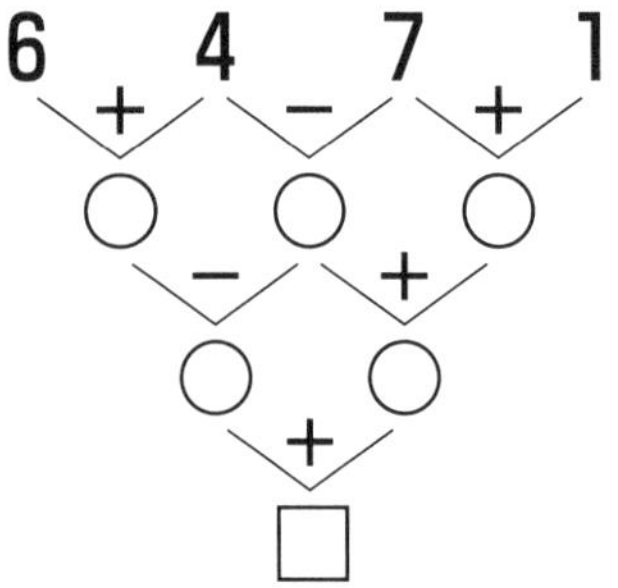

②

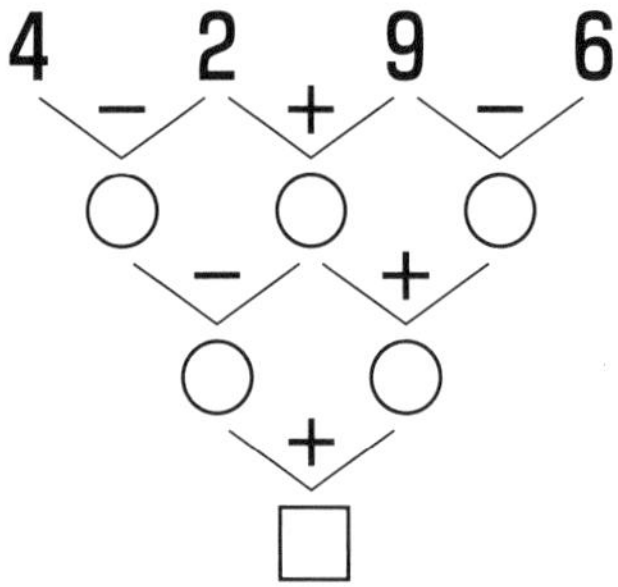

③

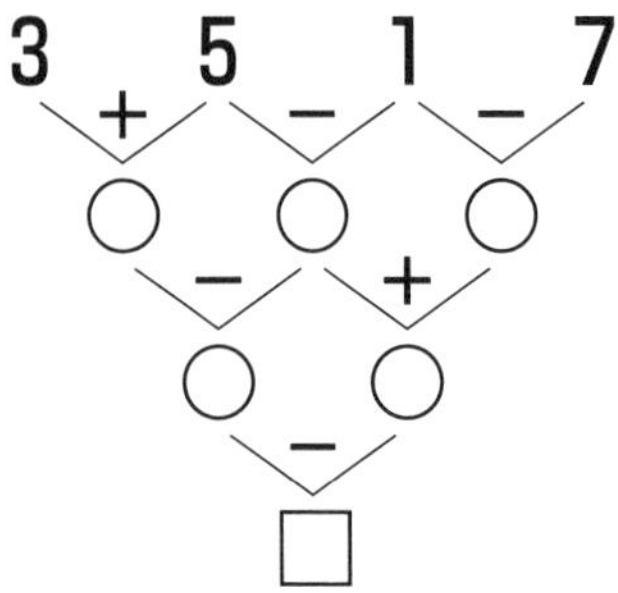

④

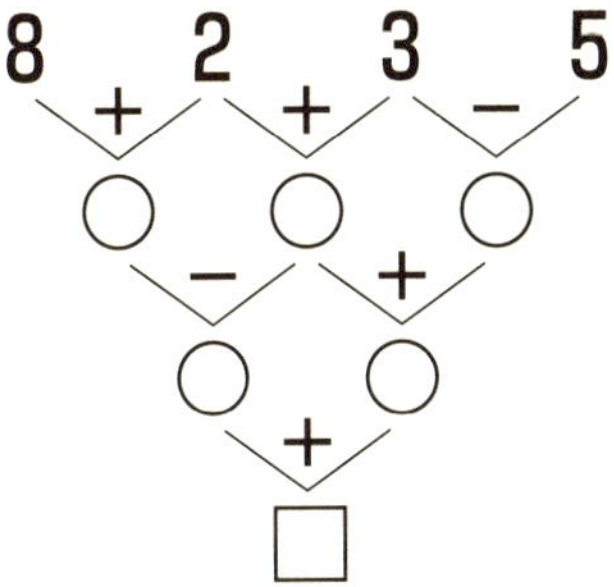

⑤

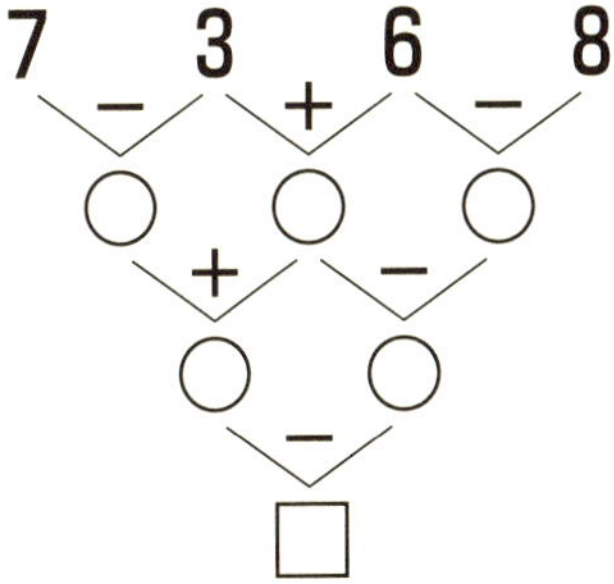

⑥

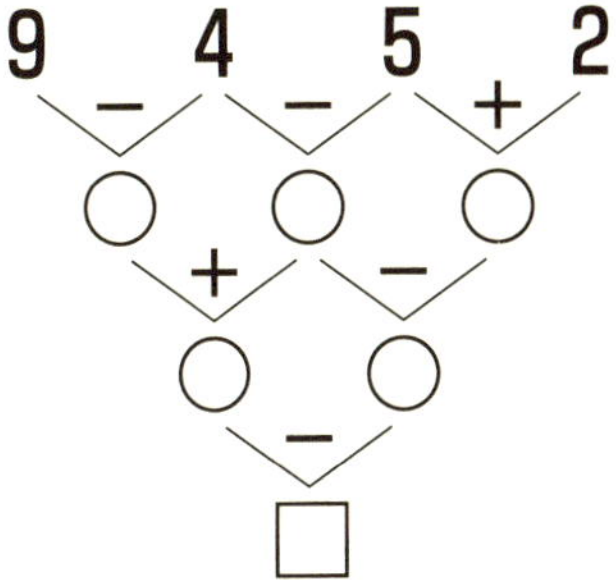

答えは119ページ

できる限り速く読みましょう。

孫子《そんし》〈軍争篇《ぐんそうへん》〉――風林火山《ふうりんかざん》

孫武《そんぶ》

軍争《ぐんそう》の難《かた》きとは、迂《う》を以《も》って直《ちょく》と為《な》し、患《かん》を以《も》って利《り》と為《な》すことにあり。故《ゆえ》に、其《そ》の途《みち》を迂《う》として、之《これ》を誘《さそ》ふに利《り》を以《も》ってすれば、人《ひと》に後《おく》れて発《はっ》し、人《ひと》に先《さき》んじて至《いた》る。此《これ》、迂直《うちょく》の計《けい》を知《し》る者《もの》なり。

故《ゆえ》に、軍争《ぐんそう》は利《り》ともなり、軍争《ぐんそう》は危《き》ともなる。軍《ぐん》を挙《あ》げて利《り》を争《あらそ》へば、則《すなわ》ち及《およ》ばず。軍《ぐん》を委《す》てて利《り》を争《あらそ》へば、則《すなわ》ち輜重《しちょう》捐《す》てらる。是《こ》の故《ゆえ》に、甲《よろい》を巻《ま》きて趨《はし》り、日夜《にちや》処《お》らず、道《みち》を倍《ばい》して兼行《けんこう》し、百里《ひゃくり》にして利《り》を争《あらそ》へば、則《すなわ》ち、三将軍《さんしょうぐん》を擒《とりこ》にせらる。勁《つよ》き者《もの》は先《さき》んじ、疲《つか》れし者《もの》は後《おく》る。其《そ》の法《ほう》、十《じゅう》に一《ひと》つが至《いた》る。

五十里《ごじゅうり》にして利《り》を争《あらそ》へば、則《すなわ》ち、上将軍《じょうしょうぐん》を蹶《たお》さる。其《そ》の法《ほう》半《なか》ば至《いた》る。三十里《さんじゅうり》にして利《り》を争《あらそ》へば、則《すなわ》ち、三分《さんぶん》の二《に》至《いた》る。是《こ》の故《ゆえ》に、軍《ぐん》に輜重《しちょう》なければ、則《すなわ》ち亡《ほろ》び、糧食《りょうしょく》なければ、則《すなわ》ち亡《ほろ》び、委積《いし》なければ、則《すなわ》ち亡《ほろ》ぶ。

故《ゆえ》に、兵《へい》は詐《いつわ》りを以《も》って立《た》ち、利《り》を以《も》って動《うご》き、分合《ぶんごう》を以《も》って変《へん》を為《な》すものなり。

故《ゆえ》に、其《そ》の疾《はや》きこと風《かぜ》の如《ごと》く、其《そ》の徐《おもむろ》なること林《はやし》の如《ごと》く、侵掠《しんりゃく》すること火《ひ》の如《ごと》く、動《うご》かざること山《やま》の如《ごと》く、知《し》り難《がた》きこと陰《かげ》の如《ごと》く、動《うご》くこと雷霆《らいてい》の如《ごと》し。郷《きょう》を掠《かす》め、衆《しゅう》を分《わ》かち、地《ち》を廓《ひら》きて利《り》を分《わ》かち、権《けん》を懸《か》けて動《うご》く。先《さき》に迂直《うちょく》の計《けい》を知《し》る者《もの》は勝《か》つ。

此《これ》、軍争《ぐんそう》の法《ほう》なり。

要約 軍事的要所争奪の難しさは遠回りを近道に、うれいを利にすることだ。これが迂直のはかりごとだ。全軍が有利な位置に着こうとすれば間に合わない。有利な位置にこだわれば、装備を置いていくことになる。装備を持ち、日夜、倍の速度で百里先を争えば、三軍の将軍をとられる。五十里なら上将軍がたおされ、半分が着く。三十里なら三分の二が到着する。また、軍に装備・食糧・財貨がなければ滅ぶ。だから兵は虚像を作り、有利に動き、変化させる。風の如くすばやく、林の如くゆったりと、火の如く侵略し、山のように守りが堅く、陰の如く分からず、雷の如く動く。村を略奪し、兵を分散し、領土を分け、計算して動く。先に近道と遠回りの計算を知った者が勝つ。これが軍事的要所争奪の法である。

迂直…「迂」は遠回り。「直」は真っ直ぐな道。 **輜重**…重装備。 **委積**…ためて蓄える。 **暗算26の答え**①18 ②5 ③6 ④8 ⑤2 ⑥12
其の疾きこと風の如く〜…武田信玄《たけだしんげん》の旗の「風林火山《ふうりんかざん》」はここからとっている。

暗算 27

となりどうしの数字を順にたしていき、最後の1つの数字を暗算で求めましょう。

① 1　4　5　2

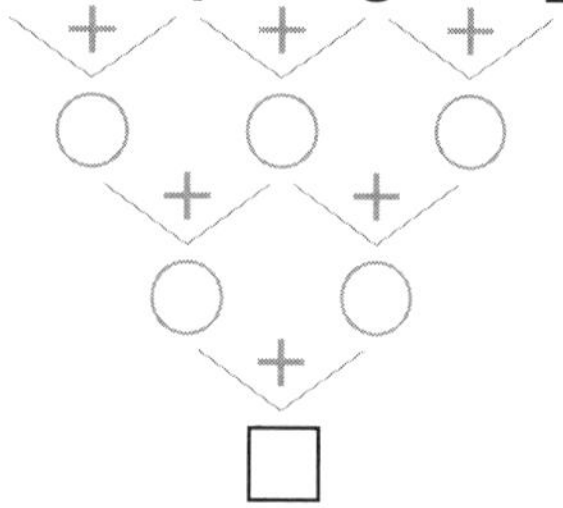

② 2　7　1　6

□

③ 3　2　6　4

□

27

7　3　1　5　④

□

9　1　5　4　⑤

□

1　8　2　6　⑥

□

答えは123ページ

読み
27

できる限り速く読みましょう。

檄《げき》文《ぶん》 ——大塩平八郎《おおしおへいはちろう》の義憤《ぎふん》

四海困窮致候天禄永《しかいこんきゅういたしそうらわばてんろくなが》くたたん、小人《しょうじん》に国家《こっか》を治《おさ》めしめば災害並《さいがいなら》び至《いた》ると、昔《むかし》の聖人深《せいじんふか》く天下後世《てんかこうせい》、人《ひと》の君《きみ》、人《ひと》の臣《しん》たる者《もの》を御誡置候故《おんいましめおかれそうろうゆえ》、東照神君《とうしょうしんくん》も「鰥寡孤独《かんかこどく》において、尤《もっとも》あは《わ》れみを加《くわ》ふ《う》へ《べ》くは是仁政《これじんせい》の基《もと》」と仰《おおせ》られ置候《おきそうろう》。然《しか》るに、茲二百四五十年太平《ここにひゃくしごじゅうねんたいへい》の間《あいだ》に、追々上《おいおいうえ》たる人《ひと》、驕奢《きょうしゃ》とておこりを極《きわ》め、大切《たいせつ》の政事《まつりごと》に携候諸役人共《たずさわりそうろうしょやくにんども》、賄賂《わいろ》を公《おおやけ》に授受《じゅじゅ》とて贈貰《ぞうせい》いたし、奥向女中《おくむきじょちゅう》の因縁《いんねん》を以《もっ》て、道徳仁義《どうとくじんぎ》をもなき拙《つたな》き身分《みぶん》にて、立身重《りっしんおも》き役《やく》に経上《へあ》がり、一人一家《いちにんいっか》を肥《こ》やし候工夫而已《そうろうくふうのみ》に智術《ちじゅつ》を運《めぐ》らし、其領分知行所《そのりょうぶんちぎょうしょ》の民百姓共《たみひゃくしょうども》へ過分《かぶん》の用金申《ようきんもう》し付《つ》け、是迄年貢諸役《これまでねんぐしょえき》の甚《はなは》だしきに苦《くる》しむ上《うえ》、右之通《みぎのとお》り、無体《むたい》の儀《ぎ》を申《もう》し渡《わた》し、追々入《おいおいい》り用《よう》かさみ候故《そうろうゆえ》、四海《しかい》の困窮《こんきゅう》と相成候《あいなりそうろう》に付《つ》き、人々上《ひとびとかみ》を怨《うらま》さ《ざ》るものなき様《よう》に成行候得共《なりゆきそうらえども》、江戸表《えどおもて》より諸国一同《しょこくいちどう》、右之風儀《みぎのふうぎ》に落《お》ち入《い》り、天子《てんし》は足《あし》

大塩平八郎《おおしおへいはちろう》

利家《かがけ》以来《いらい》、別《わけ》て御隠居《ごいんきょ》御同様《ごどうよう》、賞罰《しょうばつ》の柄《へい》を御失《おうしな》ひに付《つ》き、下民《げみん》の怨《うらみ》何方《いずかた》へ告愬《こくさく》とて、つけ訴《うった》ふる方《かた》なき様《よう》に乱《みだ》れ候《そうろう》に付《つ》き、人々《ひとびと》の怨気《えんき》天《てん》に通《つう》じ、年々《ねんねん》地震《じしん》、火災《かさい》、山《やま》も崩《くず》れ、水《みず》も溢《あふ》るより外《ほか》、色々様々《いろいろさまざま》の天災流行《てんさいりゅうこう》、終《つい》に五穀飢饉《ごこくききん》に相成候《あいなりそうろう》、是皆天《これみなてん》より深《ふか》く御誡《おんいましめ》の有《あり》がたき御告《おつげ》に候《そうら》へ《え》と《ど》も、一向上《いっこううえ》たる人々心《ひとびとこころ》も付《つ》かず、猶《なお》、小人奸者《しょうじんかんじゃ》の輩《やから》大切《たいせつ》之《の》政《まつりごと》を執《と》り行《おこな》い、唯下《ただしも》を悩《なや》し金米《かねこめ》を取《と》り立《た》てる手段計《しゅだんばかり》に打《う》ち懸《かか》り、実以《じつもっ》て、小前百姓《こまえびゃくしょう》共《ども》の難儀《なんぎ》を、吾等如《われらごと》きもの、草《くさ》の蔭《かげ》より常《つね》に察《さっ》し、悲《かな》しみ候《そうら》得《え》と《ど》も、湯王武王《とうおうぶおう》の勢位《いきおい》なく、孔子孟子《こうしもうし》の道徳《どうとく》もなければ、徒《いたずら》に蟄居《ちっきょ》いたし候処《そうろうところ》、

要約　天下の民が困窮すれば天の恵みが絶え、小人が国を治めれば災害が起こると言う。家康《いえやす》公も「身よりのない者に憐れみを加えるのが仁政の基」と言われた。しかし泰平の世が続き、上に立つ者がおごり、役人が賄賂をとり、民百姓に過分の用金を請求している。天下の民は困窮し、上を恨むのもしかたがない。天子は足利家以来権力を失い、下民の恨みの持って行き場がないという乱れ方だ。人々の恨みが天に通じ、天災・飢饉になったが、上に立つ者は気づかず、まだ小人が政務を執り、金米を取るばかり。百姓の難儀を我らのような者が見て悲しんでも、どうすることもできない。

参考　大塩平八郎は天保《てんぽう》八年に挙兵した。乱は一日で鎮圧されたが、大坂《おおさか》の町の五分の一の家が焼けたという。

小人…徳がなく、度量の狭い人。　**賞罰の柄**…賞罰を行う権限。「柄」は動かす力。
湯王武王…「湯王」は殷《いん》王朝の祖。「武王」は周《しゅう》王朝の祖。　**蟄居**…家にこもっていること。

暗算27の答え　①30　②32　③31　④24　⑤31　⑥37

暗算
28

となりどうしの数字を順にたしていき、最後の1つの数字を暗算で求めましょう。

①
2　5　3　8

□

②
3　6　2　9

□

③
8　4　2　6

□

2　5　7　1　④

□

1　7　4　6　⑤

□

5　3　9　1　⑥

□

28

答えは127ページ

できる限り速く読みましょう。

言志四録《げんししろく》 ——百年《ひゃくねん》、再生《さいせい》の我《われ》無《な》し

佐藤一斎《さとういっさい》

太上《たいじょう》は天《てん》を師《し》とし、其《そ》の次《つぎ》は人《ひと》を師《し》とし、其《そ》の次《つぎ》は経《けい》を師《し》とす。

面《おもて》は冷《れい》ならんことを欲《ほっ》し、背《せ》は煖《だん》ならんことを欲《ほっ》し、胸《むね》は虚《きょ》ならんことを欲《ほっ》し、腹《はら》は実《じっ》ならんことを欲《ほっ》す。

今人《こんじん》率《おおむ》ね口《くち》に多忙《たぼう》を説《と》く。其《そ》の為《な》す所《ところ》を視《み》るに、実事《じつじ》を整頓《せいとん》するもの十《じゅう》に一二《いちに》、閑事《かんじ》を料理《りょうり》するもの十《じゅう》に八九《はっく》、また閑事《かんじ》を認《みと》めて以《も》って実事《じつじ》と為《な》す。宜《むべ》なり其《そ》の多忙《たぼう》なるや。志《こころざし》ある者《もの》誤《あやま》つて此窠《このか》を踏《ふ》むこと勿《なか》れ。

少年《しょうねん》の時《とき》は当《まさ》に老成《ろうせい》の工夫《くふう》を著《つ》くべし。老成《ろうせい》の時《とき》は当《まさ》に少年《しょうねん》の志気《しき》を存《そん》すべし。

百年《ひゃくねん》、再生《さいせい》の我《われ》無《な》し。其《そ》れ曠度《こうと》すべけんや。
一灯《いっとう》を提《さ》げて暗夜《あんや》を行《ゆ》く。暗夜《あんや》を憂《うれ》ふること勿《なか》れ。ただただ一灯《いっとう》を頼《たの》め。
少《しょう》にして学《まな》べば、則《すなわ》ち壮《そう》にして為《な》すこと有《あ》り。壮《そう》にして学《まな》べば、則《すなわ》ち老《お》いて衰《おとろ》へず。
老《お》いて学《まな》べば、則《すなわ》ち死《し》して朽《く》ちず。

要約 最上のことは天を、次は人を、その次は書を師とする。／顔は冷静で、背は情熱で熱く、胸は私心なく、腹は力が満ちることを望む。／今の人は忙しいというが、実際に必要なことをしているのは、十の内一か二だ。しかも無駄なことを必要なことと思っている。／少年の時に老成する工夫をし、老成の時にみずみずしい少年の心を持て。／百年して再生するという我はない。人生を空しく過ごすことがあろうか。／一つの灯を掲げて暗闇を行く。憂うことはない。灯を頼め。／若くして学べば壮年にしてものになる。壮年にして学べば年とって衰えない。年とって学べば、死んでも名を残す。

参考 江戸末期の儒学者、佐藤一斎の著。学問・政治などについて漢文で記した随筆。四巻から成っている。

太上…最も優れたもの。　**窠**…穴。　**曠度**…虚しく過ごすこと。

暗算28の答え①34 ②36 ③32 ④39 ⑤40 ⑥42

暗算 29

となりどうしの数字を順にたしていき、最後の1つの数字を暗算で求めましょう。

① 8　4　3　7

□

② 3　6　5　8

□

③ 9　3　7　6

□

7　4　8　5　④

□

5　6　9　7　⑤

□

6　9　5　8　⑥

□

答えは131ページ

読み29

できる限り速く読みましょう。

氷川清話《ひかわせいわ》——西郷《さいごう》の人物評《じんぶつひょう》

勝海舟《かつかいしゅう》

坂本龍馬《さかもとりょうま》が、かつておれに、「先生《せんせい》はしばしば西郷《さいごう》の人物《じんぶつ》を賞《しょう》せられるから、拙者《せっしゃ》も行《い》つて会《あ》つてくるにより添《そ》え書《が》きをくれ」と言《い》つたから、早速書《さっそくか》いてやつたが、その後《ご》、坂本《さかもと》が薩摩《さつま》から帰《かえ》つてきて言《い》ふには、「成程西郷《なるほどさいごう》といふ奴《やつ》は、わからぬ奴《やつ》だ。少《すこ》しく叩《たた》けば少《すこ》しく響《ひび》き、大《おお》きく叩《たた》けば大《おお》きく響《ひび》く。もし馬鹿《ばか》なら大《おお》きな馬鹿《ばか》で、利口《りこう》なら大《おお》きな利口《りこう》だらう」と言《い》つたが、坂本《さかもと》もなかなか鑑識《かんしき》のある奴《やつ》だよ。西郷《さいごう》に及《およ》ぶことの出来《でき》ないのは、その大胆識《だいたんしき》と大誠意《だいせいい》とにあるのだ。おれの一言《ひとこと》を信《しん》じて、たつた一人《ひとり》で、江戸《えど》城《じょう》に乗《の》り込《こ》む。おれだつて事《こと》に処《しょ》して、多少《たしょう》の権謀《けんぼう》を用《もち》ゐないこともないが、ただこの西郷《さいごう》の至誠《しせい》は、おれをして相欺《あいあざむ》くことができなかった。この時《とき》に際《さい》して、小籌浅略《しょうちゅうせんりゃく》を事《こと》とするのは、かへ《え》つてこの人《ひと》のために腸《はらわた》を見《み》すかされるばかりだと思《おも》つて、おれも至誠《しせい》をもつてこれに応《おう》じたから、江戸城受《えどじょうう》け渡《わた》しも、あの通《とお》り立談《りつだん》の間《あいだ》に済《す》んだのさ。

西郷《さいごう》は、今言《いまい》ふ通《とお》り実《じつ》に漠然《ばくぜん》たる男《おとこ》だつたが、大久保《おおくぼ》は、これに反《はん》して実《じつ》に截然《せつぜん》として居《い》たよ。官軍《かんぐん》が江戸城《えどじょう》にはいつてから、市中《しちゅう》の取《と》り締《し》まりが甚《はなは》だ面倒《めんどう》になつてきた。これは幕府《ばくふ》は倒《たお》れたが、新政府《しんせいふ》が未《ま》だしかれないから、ちやうど無政府《むせいふ》の姿《すがた》になつていたのさ。しかるに大量《たいりょう》なる西郷《さいごう》は、意外《いがい》にも、実《じつ》に意外《いがい》にも、この難局《なんきょく》をおれの肩《かた》に投《な》げ掛《か》けておいて、行《い》つてしまつた。「どうか、宜《よろ》しくお頼《たの》み申《もう》します、後《あと》の処《しょ》置《ち》は、勝《かつ》さんが何《なん》とかなさるだらう《ろ》」と言《い》つて、江戸《えど》を去《さ》つてしまつた。この漠然《ばくぜん》たる「だらう《ろ》」にはおれも閉口《へいこう》した。実《じつ》に閉口《へいこう》したよ。

要約 坂本龍馬が、西郷への紹介状をくれと言うので書いてやった。坂本が薩摩から帰って、西郷ははかりがたいということを言ったが、坂本もなかなか眼力がある。西郷は人並はずれた度胸と剛胆な考え、曲がったところのない真心があるのだ。おれの一言を信じ、一人で江戸城に乗り込む。この西郷の誠実さはとても欺けない。姑息《こそく》な計略はかえって見破られると、こちらも誠実に応じたので、江戸城受け渡しも無事に済んだのだ。幕府が倒れて、官軍が江戸城に入ってから市中の取り締まりが面倒になってきた。しかし度量の広い西郷は、意外にもおれにすべてを一任して行ってしまった。

参考 一八六八年三月、徳川慶喜《よしのぶ》の意を受けた勝海舟と西郷隆盛《たかもり》が会見し、予定されていた江戸城総攻撃は回避された。

大久保…大久保利通《としみち》。西郷と同じ討幕派の薩摩藩士で維新後の新政府を主導していたが、不平士族によって暗殺される。 **截然**…はっきりしているさま。

暗算29の答え ①36 ②44 ③45 ④48 ⑤57 ⑥56

暗算 30

となりどうしの数字をたしていき、□にあてはまる数字を暗算で求めましょう。

①

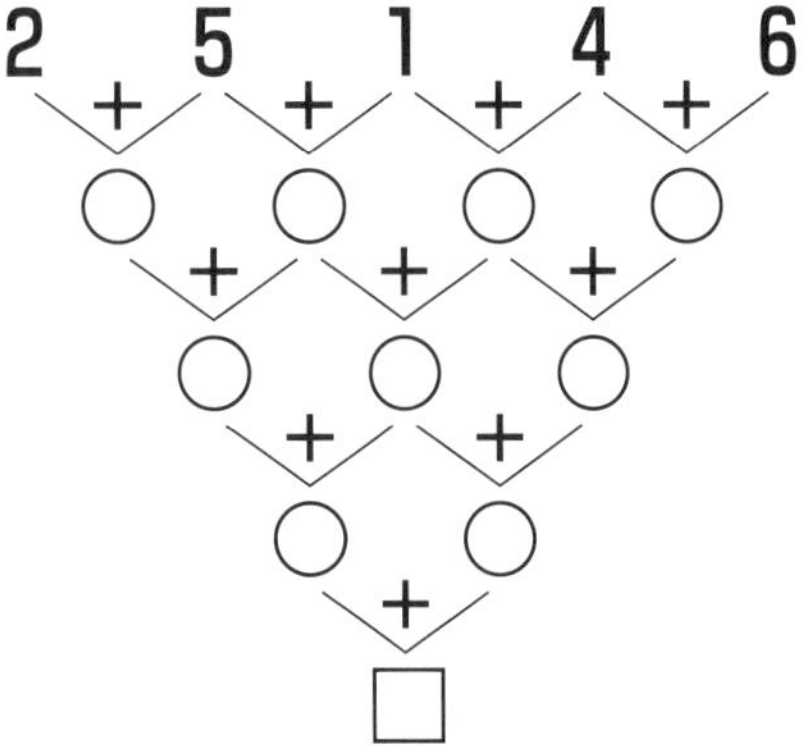

②

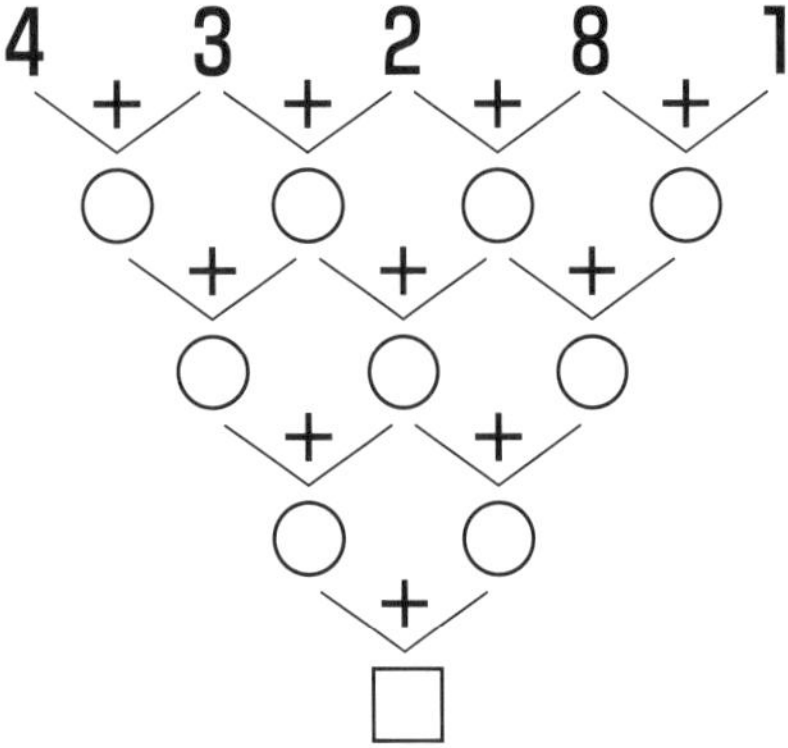

30

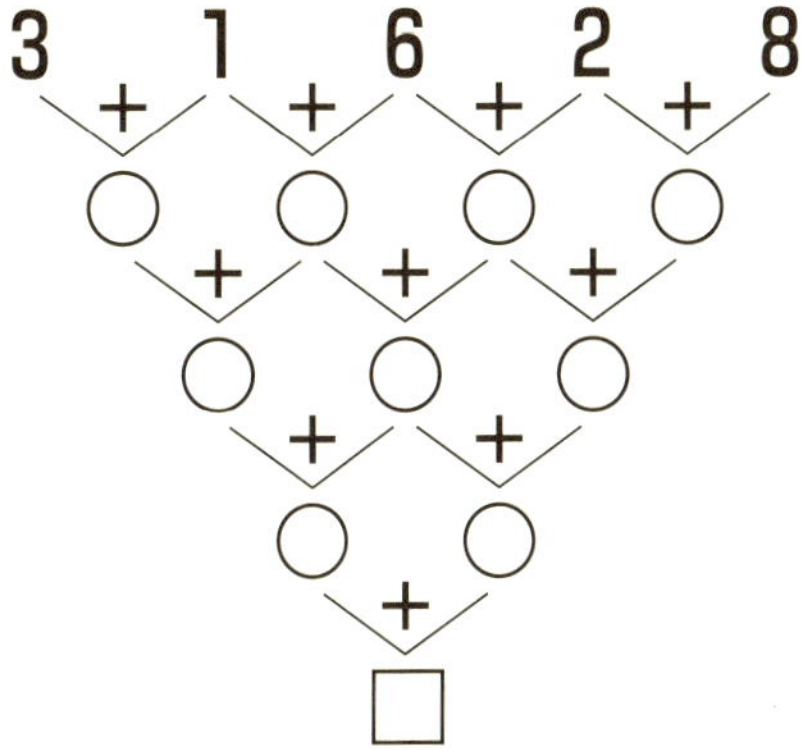

③

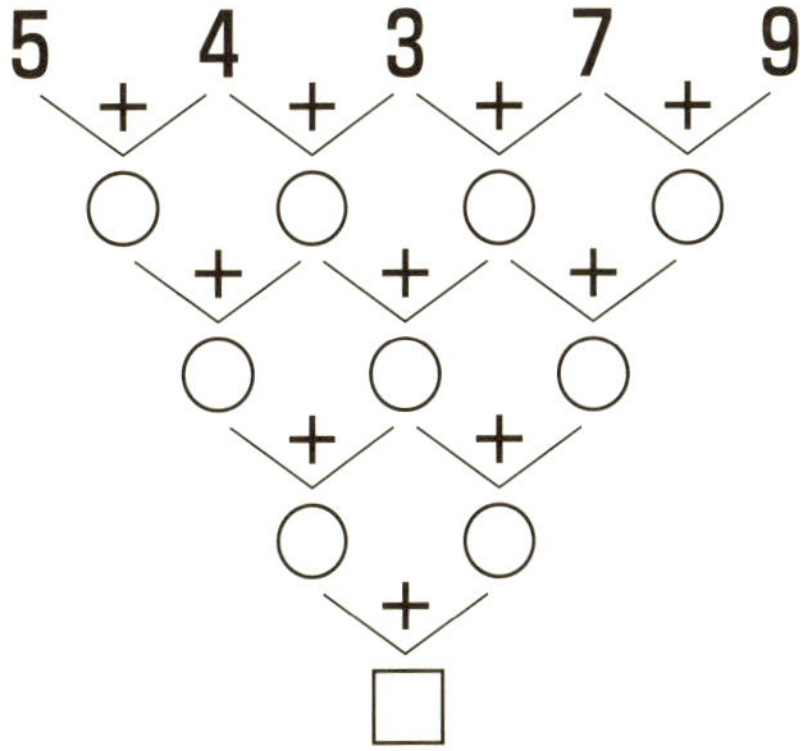

④

答えは135ページ

読み
30

扶《ふ》氏《し》医《い》戒《かい》之《の》略《りゃく》 ——医師《いし》への戒《いまし》め

できる限り速く読みましょう。

緒方洪庵《おがたこうあん》

一《ひとつ》、人《ひと》の為《ため》に生活《せいかつ》して、己《おのれ》のために生活《せいかつ》せざるを医業《いぎょう》の本体《ほんたい》とす。安逸《あんいつ》を思《おも》はず、名《みょう》利《り》を顧《かえり》みず、唯《ただ》おのれをすてて人《ひと》を救《すく》はんことを希《ねが》ふ《う》べし。人《ひと》の生命《せいめい》を保全《ほぜん》し、人《ひと》の疾病《しっぺい》を復治《ふくじ》し、人《ひと》の患苦《かんく》を寛解《かんかい》するの外他事《ほかたじ》あるものにあらず。

一《ひとつ》、病者《びょうしゃ》に対《たい》しては唯病者《ただびょうしゃ》を視《み》るべし。貴賤貧富《きせんひんぷ》を顧《かえりみ》ることなかれ。一握《いちあく》の黄金《おうごん》を以《もっ》て貧士双眼《ひんしそうがん》の感涙《かんるい》に比《ひ》するに何《なに》ものぞ深《ふか》く之《これ》をおもふ《う》べし。

一《ひとつ》、其術《そのじゅつ》を行《おこな》ふ《う》に当《あ》たりては病者《びょうしゃ》を以《もっ》て正鵠《せいこく》とすべし。決《けっ》して弓矢《きゅうし》となすことなかれ。固執《こしつ》に僻《へき》せず、試験《しけん》を好《この》まず、謹慎《きんしん》して、眇看細密《びょうかんさいみつ》ならんことをおもふ《う》べし。

一《ひとつ》、学術《がくじゅつ》を研精《けんせい》するの外《ほか》、言行《げんこう》に意《い》を用《もちい》ひて病者《びょうしゃ》に信任《しんにん》せられんことを求《もと》むべし。然《しか》れども、時様《じよう》の服飾《ふくしょく》を用《もちい》ひ、詭誕《きたん》の奇説《きせつ》を唱《となえ》へて、聞達《ぶんたつ》を求《もと》むるは大《おお》いに恥《は》じるところなり。

一《ひとつ》、毎日夜間《まいにちやかん》に方《あたり》て更《さら》に昼間《ちゅうかん》の病按《びょうあん》を再考《さいこう》し、詳《つまび》らかに筆記《ひっき》するを課定《かてい》とすべし。積《つ》もりて一書《いっしょ》を成《な》せば、自己《じこ》の為《ため》にも病者《びょうしゃ》のためにも広大《こうだい》の裨益《ひえき》あり。

一《ひとつ》、病者《びょうしゃ》を訪《とぶら》ふは、疎漏《そろう》の数診《すうしん》に足《あし》を労《ろう》せんよりは、寧《むし》ろ一診《いちしん》に心《こころ》を労《ろう》して細密《さいみつ》ならんことを要《よう》す。然《しか》れども自尊大《みずからそんだい》にして屢々診察《しばしばしんさつ》することを欲《ほっ》せざるは甚《はなは》だ悪《にく》むべきなり。

要約 医者の生活は人のためであって自分のためではない。人の命を保ち、病気を治し、苦しみを軽減するだけだ。／患者の貴賤貧富を考えてはいけない。金持ちの黄金と貧乏な人の喜びの涙を比べてみよ。／治療は患者をよく見て、自分の医術に気をとられない。固執せず、患者の状態に注意を払う。／医学の研究のほかに、言行に注意して患者に信頼されるべきだ。流行の服を着、いいかげんな説を唱え、名声を求めるのは恥だ。／毎夜、昼間の診断を再考し、詳しく記録せよ。たまって本になれば、自分や患者の大変な助けになる。／患者を訪ねるのは、不完全な数診より一回の細心な診察だ。

参考 「扶氏《ふし》」はドイツのフーフェランド。彼の著書にある戒めを洪庵が十二箇条に要約したのが『扶氏医戒之略』。

眇看…細かくよく見る。 **研精**…詳しく研究すること。 **詭誕**…こじつけのうそ。
聞達…有名になること。 **裨益**…助けとなること。役に立つこと。 **疎漏**…手落ち。

暗算30の答え ①50 ②61 ③59 ④76

短期記憶テスト　第1回

I　次の数字やアルファベットを左から順に2分間でできる限り覚えましょう。2分たったら、別の紙に覚えた数字やアルファベットを順番に書きましょう。

48dg1u92r5ks036mk4w52af5jy713f4h63ec2gxt

覚えた文字の個数　　　　　個

II　次の記号を左から順に2分間でできる限り覚えましょう。2分たったら、別の紙に覚えた記号を順番に書きましょう。

☆▽○◎○△◎□▽◇☆○△◎☆▽○◇◎▽△☆○◇□◎△○▽☆◎◇▽○◇▽◇☆○▽

覚えた記号の個数　　　　　個

短期記憶テスト　第2回

Ⅰ　次の数字やアルファベットを左から順に２分間でできる限り覚えましょう。２分たったら、別の紙に覚えた数字やアルファベットを順番に書きましょう。

n384hc75j1xq52fn8z4kw06s1n7fvm34p925gd6b

覚えた文字の個数　　　　個

Ⅱ　次の記号を左から順に２分間でできる限り覚えましょう。２分たったら、別の紙に覚えた記号を順番に書きましょう。

◎△○□◇○☆▽☆△◎◇▽○☆□△○◇▽○△◎□☆○△☆◎▽○◇○□△□☆▽◎□

覚えた記号の個数　　　　個

短期記憶テスト　第3回

Ⅰ　次の数字やアルファベットを左から順に2分間でできる限り覚えましょう。2分たったら、別の紙に覚えた数字やアルファベットを順番に書きましょう。

8av15by30k6g9s2cs7x4p28bi6h3eu5s157fsd39

覚えた文字の個数　　　　　個

Ⅱ　次の記号を左から順に2分間でできる限り覚えましょう。2分たったら、別の紙に覚えた記号を順番に書きましょう。

◇○△☆◎▽○☆◇△□◎▽○◎○△☆△○☆◇△◇○△◇◎☆△○▽◎□◇○☆▽△◎

覚えた記号の個数　　　　　個

短期記憶テスト　第4回

Ⅰ　次の数字やアルファベットを左から順に2分間でできる限り覚えましょう。2分たったら、別の紙に覚えた数字やアルファベットを順番に書きましょう。

f3e08jfs57a20u8wm4k3dh6rc35x1vt97gj41n26

覚えた文字の個数＿＿＿＿＿＿個

Ⅱ　次の記号を左から順に2分間でできる限り覚えましょう。2分たったら、別の紙に覚えた記号を順番に書きましょう。

○▽□☆○△◇◎▽☆△☆○◇□○▽◎□◎△☆□▽□○◇○△◎☆▽○☆□◎▽○△◇

覚えた記号の個数＿＿＿＿＿＿個

短期記憶テスト　第5回

Ⅰ　次の数字やアルファベットを左から順に２分間でできる限り覚えましょう。２分たったら、別の紙に覚えた数字やアルファベットを順番に書きましょう。

72s5qz463y8ah7e1trg64jb51isa7d9c1xmz42v9

覚えた文字の個数＿＿＿＿＿＿個

Ⅱ　次の記号を左から順に２分間でできる限り覚えましょう。２分たったら、別の紙に覚えた記号を順番に書きましょう。

△◎□▽◇☆○△◎☆▽○◇◎▽△☆○◇□◎△○▽☆◎◇▽○◇▽◇☆○▽☆▽○◎○

覚えた記号の個数＿＿＿＿＿＿個

短期記憶テスト　第6回

Ⅰ　次の数字やアルファベットを左から順に2分間でできる限り覚えましょう。2分たったら、別の紙に覚えた数字やアルファベットを順番に書きましょう。

h371r04kfd5s17zg9p25maw6z95ue8h6cx2i314b

覚えた文字の個数＿＿＿＿＿＿個

Ⅱ　次の記号を左から順に2分間でできる限り覚えましょう。2分たったら、別の紙に覚えた記号を順番に書きましょう。

◎□☆○△☆◎▽○◇○□△□☆▽◎□◎△○□◇○☆▽☆△◎◇▽○☆□△○◇▽○△

覚えた記号の個数＿＿＿＿＿＿個

【編集付記】

「読み」の本文は後の「参考文献」を参考にし、黙読に適するように、次のような要領で表記替えを行いました。

『携帯版大人のドリル』の文字表記について

「読み」部分の文字表記に関しては、極力原作の味わいを損なわないように配慮しながら、古典などを読み慣れていない世代の読者にとっても読みやすくなるよう、次の要領で表記替えを行いました。

①原則として漢字の旧字体を新字体に直し、送り仮名も常用漢字表通りに改める。
　表外漢字でもよく使われる漢字は、一般的な送り仮名に改める。
②句読点、かぎ、行替えの位置などを、読み取りやすいように改める。
③平仮名を漢字に改める。あるいは一般的ではない漢字を現在よく使われている漢字か、平仮名に改める。
④漢文の書き下し文について、参考とした文献が人口に膾炙した言い回しと違う場合は、人口に膾炙した言い回しに変更する。
（例　「学んで」→「学びて」）
⑤漢文の書き下し文について、書き方を現在よく使われる形に改める。
（例　「子曰はく『……』と。」の「と」をとる。）
⑥漢字にはすべて振り仮名を付ける。また、旧仮名遣いについても読みにくいところには振り仮名を付ける。

なお、本文中に差別に関わる不適当な表現がありますが、原作の時代的背景・文化性を考慮してそのままとしました。

【参考文献】

『日本古典文学全集』（小学館）、『新編日本古典文学全集』（小学館）、『日本古典文学大系』（岩波書店）、『新日本古典文学大系』（岩波書店）、『中国の古典』（学習研究社）、『改定史籍集覧』（臨川書店）、『日本の思想』（筑摩書房）、『史料日本史』（山川出版社）、『世界古典文学全集』（筑摩書房）、『日本の名著』（中央公論社）、『世界の名著』（中央公論社）、『世界文学大系』（筑摩書房）、『岩波クラシックス』（岩波書店）、『中国詩人選集』（岩波書店）、『漢詩大系』（集英社）、『信長公記』（角川文庫）、『福沢諭吉選集』（岩波書店）、『学問のすすめ』（講談社文庫）、『論語』（岩波文庫）、『五輪書』（岩波文庫）、『五輪書』（講談社学術文庫）、『樋口一葉全集』（筑摩書房）、『明治文学全集』（筑摩書房）、『にごりえ・たけくらべ』（岩波文庫）、『養生訓・和俗童子訓』（岩波文庫）、『養生訓』（中央公論社）、『鈴木牧之全集』（中央公論社）、『菜根譚』（岩波文庫）、『菜根譚』（講談社学術文庫）、『大塩平八郎　改訂版』（創元社）、『日本教育思想体系』（日本図書センター）、『扶氏医戒之略』（適塾記念会）、『東洋文庫　285　子育ての書1』（平凡社）、『勝海舟全集』（勁草書房）、『氷川清話』（角川文庫）、『海舟全集』（改造社）、『言志四録』（岩波文庫）、『言志四録』（講談社学術文庫）

●著者紹介

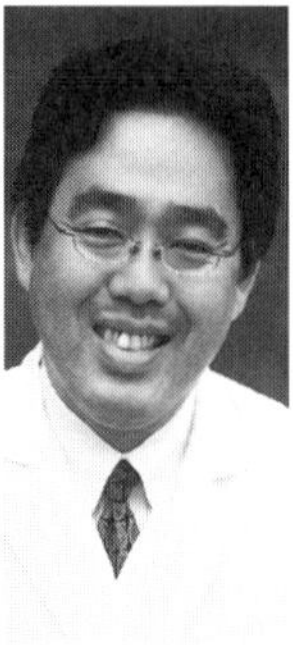

川島隆太 かわしま りゅうた

1959年千葉県千葉市生まれ。東北大学医学部卒業。同大学院医学研究科修了。スウェーデン王国カロリンスカ研究所客員研究員、東北大学助手、講師を経て、現在東北大学未来科学技術共同研究センター教授。医学博士。文化審議会国語分科会委員。脳のどの部分にどのような機能があるのかを調べる「ブレインイメージング研究」の、日本における第一人者。主な著書に『自分の脳を自分で育てる』『脳を育て、夢をかなえる』『脳を鍛える大人の計算ドリル』『脳を鍛える大人の音読ドリル』(以上くもん出版)、『読み・書き・計算が子どもの脳を育てる』(子どもの未来社)、『朝刊10分の音読で「脳力」が育つ』(PHP研究所)、『子どもを賢くする脳の鍛え方』(小学館)など。

脳を鍛える携帯版大人のドリル

2004年5月15日　第1版1刷発行
2004年6月13日　第1版4刷発行

著者　川島隆太
発行人　土居正二
発行所　株式会社 くもん出版
〒102-8180 東京都千代田区五番町3-1
五番町グランドビル
電話　代表　03(3234)4001
編集部直通　03(3234)4046
営業部直通　03(3234)4004
印刷・製本　株式会社精興社

カバー・本文デザイン　スーパーシステム
本文イラスト　とよしまやすこ

NDC407・くもん出版・144p・10cm・2004年　ISBN4-7743-0756-4
© 2004 Ryuta Kawashima/KUMON PUBLISHING Co., Ltd. Printed in Japan
落丁・乱丁はおとりかえいたします。
許可なく複写・複製・転載・翻訳することを禁じます。